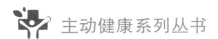主动健康系列丛书

YAN ZHUDONG JIANKANG

眼主动健康

组织编写　广西医学科学院·广西壮族自治区人民医院

主　　编　黎君君　李　健　熊　滨　徐　帆　唐宁宁

广西科学技术出版社

·南宁·

图书在版编目（CIP）数据

眼主动健康 / 黎君君等主编. —南宁：广西科学
技术出版社，2024.5
（主动健康系列丛书）
ISBN 978-7-5551-2205-0

Ⅰ.①眼… Ⅱ.①黎… Ⅲ.①眼病—防治 Ⅳ.
①R77
中国国家版本馆CIP数据核字（2024）第099684号

眼主动健康

主编　黎君君　李　健　熊　滨　徐　帆　唐宁宁

责任编辑：梁诗雨		装帧设计：韦宇星	
责任印制：陆　弟		责任校对：吴书丽	

出版人：梁　志　　　　　　　　　　出版发行：广西科学技术出版社
社　　址：广西南宁市东葛路 66 号　　邮政编码：530023
网　　址：http://www.gxkjs.com
印　　刷：广西民族印刷包装集团有限公司

开　　本：787 mm × 1092 mm　　1/16
字　　数：161 千字　　　　　　　　　印　　张：9
版　　次：2024 年 5 月第 1 版　　　　印　　次：2024 年 5 月第 1 次印刷
书　　号：ISBN 978-7-5551-2205-0
定　　价：80.00 元

《眼主动健康》
编委会

———— ◆ ◆ ◆ ————

序 一

— ◆ ◆ ◆ —

健康是人类永恒的话题，也是人类终其一生所追求的目标。健康是人生幸福的源泉，是生命之基。当前全球面临着诸多公共卫生挑战，人民对高质量健康的需求不断推动着健康新质生产力的发展，全人群主动寻求健康是新时代对健康的新定位、新要求，同时赋予健康新的时代内涵。从影响健康因素的广泛性出发，顺应新时代发展需求，变"被动医疗"为"主动健康"，推动"以治病为中心"向"以人民健康为中心"转变，积极探索构建主动健康服务体系，全方位地关注全人群的全生命周期健康。

广西医学科学院·广西壮族自治区人民医院发挥主动健康服务示范引领作用，着力构建主动健康服务体系，连续三年推动"构建主动健康服务体系"写入自治区政府工作报告，"倡导'主动健康'"概念写入《广西卫生健康发展"十四五"规划》。大河奔流，涓滴汇聚，理论先行，实践紧随。广西医学科学院·广西壮族自治区人民医院率先以理论筑基，用实践探究真理，先后出版《主动健康理论与实践》《主动健康服务体系》两本专著，为主动健康与主动健康服务体系打牢理论根基，构建"3+1+2"主动健康信息平台和"5+1"主动健康App，先后成立二、三级主动健康中心，引领主动健康服务体系实质性建设推进。

扎根沃土，枝叶凌云。变被动为主动，全面提升全人群的健康主观能动性，将药物治疗转化为以非药物治疗为主的"预防为主""主动干预"和"自我健康管理"。广西医学科学院·广西壮族自治区人民医院重点围绕营养、运动、睡眠、心理和中医等方面，在主动健康根基理论的基础之上散发枝叶，充分发挥专科建设的优势，对眼、鼻、乳腺等方面的重点学科进行主动健康理论与实践的探索，焦点化探索主动健康学科发展，组织编写"主动健康系列丛书"。丛书分为《眼主动健康》《鼻主动健康》《乳腺主动健康》《睡眠主动健康》《运动主动健康》《营养主动健康》《中医主动健康》和《心理主动健康》八个分册，以不同专科的视角为切入点，进一步充实和丰富主动健康的内涵，也为多学科协同开展主动健康管理实践给予针对性的指导。

八本书聚焦各自领域在主动健康方面的理论研究和实践应用，内容翔实明了，具有较强的理论指导性和实践操作性，对八个学科主动健康的细化发展具有里程碑式的意义，为八个学科的发展注入新生且澎湃的力量，使未来的发展有了新的方向。八本书打破教科书式的晦涩难懂、"有教无类"的局面，不再局限于专业的医学人士，而是人人都可以看懂的、通俗的、富有内涵的、指导性较强的图书，对于提高人群的健康主观能动性具有重要意义，是一套值得推荐并仔细品读的健康生活指南好书。

北海虽赊，扶摇可接。主动健康的新赛道已开辟，还有诸多细化的领域等着仁人志士一起探索，在肥沃的土地与扎实的根基上静待花开。

中国工程院院士
中南大学临床药理研究所所长

序 二

山因脊而雄，屋因梁而固。一人健康是立身之本，人民健康是立国之基。

健康是促进人类全面发展的必然要求，是经济社会发展的基础条件，是民族昌盛和国家富强的重要标志，也是广大人民群众的共同追求。《"健康中国2030"规划纲要》提出了"健康中国"建设的目标和任务。党的二十大报告指出，要把保障人民健康放在优先发展的战略位置，完善人民健康促进政策。这就要求我们从影响健康因素的广泛性出发，关注生命全周期、健康全过程，将维护人民健康的范畴从疾病防治拓展到影响健康的各个领域，将健康理念融入各项政策，实现健康与经济社会协调发展。以"预防为主""主动干预""广泛参与""自我管理"等为特征的主动健康逐渐受到社会和知识界的关注。

主动健康是以政府为主导，充分调动全社会的积极性，强调个人是健康的第一责任人，以信息学和生物组学等新技术为支撑，推行健康生活方式，有效监测和干预健康危险因素，促进全民健康的健康管理新模式。主动健康更强调主动获取健康信息和实施有利于健康的行为，强调个人是自我健康的责任人，并重视人类主动选择健康行为的能力，是从"治已病"到"治未病"的转变。

在一系列国家战略背景下，主动健康模式应运而生，至此，主动健康服务的良性发展环境已形成。主动健康服务体系是依托主动健康技术，连续动态采集健康信息，组建健康大数据队列，构建全方位、全人群、全生命周期危险因素控制、行为干预、疾病管理和健康服务的技术与产业支撑体系。构建主动健康服务体系对于提升全民健康主观能动性、提高全民健康素养水平、减少非必要药物干预和降低医疗费用等具有重要意义，也是增进人民健康福祉、建设"健康中国"的重要举措。

"十四五"时期是加快建设健康广西、推动卫生健康事业高质量发展的关键时期。推进建设健康广西，是当前努力满足全区各族人民健康新期盼的一项迫切任务。广西高度重视主动健康服务体系的构建。在广西医学科学院·广西壮族自治区人民医院的推动下，"构建主动健康服务体系"已连续三年被写入自治区政府工作报告，"倡导'主动健康'概念"也被写入《广西卫生健康发展"十四五"规划》。

为深入贯彻习近平总书记关于卫生健康领域的重要讲话和重要指示精神，广西医学科学院·广西壮族自治区人民医院从理论和实践两方面先行、先试探索构建主动健康服务体系，将取得的成效积极在全区推广应用，为建设健康广西做出应有贡献。一方面，主动健康理论研究团队相继出版《主动健康理论与实践》《主动健康服务体系》专著，为主动健康的实践提供了理论基础；另一方面，主动健康实践团队通过完善"3+1+2"主动健康信息平台和"5+1"主动健康App，做好五级主动健康中心的推广应用，深化与主动健康第三产业的链接，推动主动健康实践走进广西千家万户，由自治区到14个地级市到111个县（市、区）到1118个镇（乡），再到14164个村，实现从"以治病为中心"到"以人民健康为中心"的转变。

被动医疗建立在还原论的基础上，通过打针、吃药、手术等手段防御和治疗疾病。而主动健康则建立在复杂性科学的基础上，认为人体是一个开放的复杂系统，采用物理、心理、营养等方面的主动干预策略，可增强人体的健康能力与生命活力，进而保持健康状态。由此可见，饮食、运动、睡眠、营养、中医、心理健康等方面的干预在实现主动健康中起到重要作用。为凝心聚力建设新时代中国特色社会主义壮美广西提供坚实的健康支撑，充分发挥专业引领作用，促进全区医疗服务水平提升，广西医学科学院·广西壮族自治区人民医院率先在鼻、眼、乳腺等方面的学科进行主动健康实践探索，并组织编写主动健康系列丛书，包括《眼主动健康》《鼻主动健康》《乳腺主动健康》《睡眠主动健康》《运动主动健康》《营养主动健康》《中医主动健康》《心理主动健康》等八个分册，分别介绍眼、鼻、乳腺、睡眠、运动、营养、中医、心理等方面的学科在主动健康领域的理论研究与实践应用，内容丰富、条理明晰，兼具实用性与操作性。丛书以大量的科技文献资料、医学研究和临床试验为基础，融合眼科学、鼻科学、乳腺学、睡眠医学、运动学、营养学、中医学、心理学等诸多学科内容，全面、科学地提供针对性的健康指导，为新时代主动健康管理注入新活力，对于形成可复制、可推广的广西主动健康标准，为全区乃至全国各医疗机构建设主动健康服务体系提供丰富的经验和生动的实践案例，具有重要的指导意义。

征程万里风正劲，重任千钧再奋蹄。为增进人民健康福祉，主动健康研究任重而道远。丛书全体编委耗时数月、反复锤炼，以尺寸之功积千秋之利，最终编写完成这套指导性强、实用性佳的丛书。丛书凝聚着医院全体卫生健康人的拳拳初心，如有不足之处请广大卫生健康同仁及时指正。愿全体卫生健康人共同努力、奋楫笃行，在发展卫生健康新质生产力、推进卫生健康事业高质量发展的道路上继续乘风破浪、行稳致远。

广西医学科学院·广西壮族自治区人民医院

前　言

眼睛作为人体最精密的感知器官，不仅负责接收视觉信息，更在认知发展、社会交往和生活质量方面发挥着关键作用。当前，我国是全球视力障碍患者数量最多的国家之一，眼健康问题呈现复杂化、普遍化的趋势，由环境压力、生活方式的改变及慢性病蔓延等因素导致的视觉功能障碍已成为我国重大公共卫生问题。研究表明，视觉健康与个人行为模式、环境暴露及健康管理能力密切相关，这要求我们突破传统诊疗模式，建立覆盖全生命周期的主动健康管理体系，通过提升公众健康素养、改善用眼习惯、构建预防干预网络，实现从被动治疗向主动维护的转变。

"眼主动健康"理念正是基于这一需求提出的。该理念立足于视觉系统的生理特性（既受遗传因素影响，又与后天行为和环境密切相关），主张在视力受损前建立防护机制，实现全生命周期的眼健康维护。

构建眼主动健康管理体系需要融合医学认知与健康管理技术：既要掌握视觉器官的生理规律，又要了解健康行为引导方法；既要运用技术进行早期监测，又要制订个性化防护方案。这种多维能力的整合，使每位眼健康责任人都能突破传统诊疗的限制，在疾病发展的过程中掌握主动权。

本书由广西医学科学院·广西壮族自治区人民医院眼科专家团队编写。该院眼科为国家临床重点专科，依托广西眼科中心、广西眼科疾病临床医学研究中心，设立了广西眼健康重点实验室、广西卫生健康委员会眼部与相关全身疾病人工智能筛查技术重点实验室，长期致力区域性致盲性眼病的防治研究及临床工作。基于此，在本书编写过程中编者既梳理了眼科学研究的最新进展，又整合了基层筛查防控及各类眼病管理的实践经验，旨在为读者提供科学实用的眼健康指导。

全书共五章，主要从眼主动健康概述、眼主动健康关键要素、EDU-HEALTH眼主动健康管理、眼主动健康支持技术、眼主动健康科普等五大方面详细阐述眼主动健康体系的理论与实践内容，旨在帮助眼科医生从预防和管理的角度思考视觉健康问题，同时搭建专业医学与大众需求之间的桥梁，让科学护眼理念融入日常生活。

本书凝聚了编者在临床实践和科研探索中的宝贵经验，希望能为眼科医生提供新的诊疗思路，为公共卫生工作者开阔防控视野，更期待能唤起每位读者对眼健康的重视。书中若有疏漏之处，恳请各位专家、读者不吝指正。

目 录

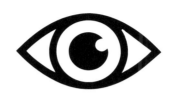

第一章
眼主动健康概述

随着现代社会的飞速发展，我们的生活方式发生了翻天覆地的变化。科技的飞速进步不仅带来了便利，也对我们的视觉健康提出了挑战。这些变化不仅增加了眼部疲劳和视力问题的风险，还使得眼病的患病率逐渐上升。因此，仅仅治疗眼病已经无法满足公众维护眼健康的需求，这种被动应对的方式必须转变为更加积极主动的健康管理方法。

在本章中，我们将深入分析眼健康的重要意义，眼主动健康的相关概念、内涵及特点，为读者构建坚实的知识基础，使读者能够更深入地理解后续章节的内容。

要理解眼健康的理念，我们必须先了解健康的基本概念。健康不仅是指身体没有疾病或体质健康，而且是指在生理、心理和社会适应三方面都处于良好的状态。在这个广泛的定义框架内，眼健康不仅体现了我们与外界的互动能力，而且直接反映了我们的生活质量。

主动健康理念的核心在于预防优于治疗，它要求我们从日常生活做起，整合医学、心理学、社会学和行为科学的知识，构建一个全方位的健康支持体系。眼主动健康是主动健康体系的组成部分，它强调个体对自身健康的责任感，推广健康的生活方式，鼓励人们定期进行视力检查，并在眼病初期进行科学干预。普及眼健康知识，可以增强公众的眼健康意识，使每个人都能理解和认识维护视力健康的重要性。

主动管理眼健康不仅有助于减轻眼病带来的个人经济负担，还能显著降低社会医疗资源的消耗，对推动社会可持续发展具有深远意义。健康的视觉系统能够提升人们的工作效率，增强学习能力，改善人际交往，进而提升个人乃至整个社会人群的生活品质和幸福感。因此，养成主动的眼健康管理习惯，不仅是个人的选择，更是对社会负责的体现。

第一节　眼健康的重要意义

一、眼的重要功能

眼是一个复杂的视觉器官，主要由屈光系统和感光成像系统两大部分构成，包括眼球及其附属结构、视路和视中枢等。屈光系统负责将光线聚焦在视网膜上形成清晰的图像，包括角膜、房水、晶状体和玻璃体等。感光成像系统负责感知光线，并将其转化为电信号，使大脑能够理解接收到的图像。

（一）眼的视觉功能

眼的视觉功能包括光觉、色觉、形觉、动觉和对比觉等，这些功能共同构成了视觉感知能力。光觉是视觉的基础，它依赖于眼睛的感光细胞（如视网膜上的锥状细胞、杆状细胞等）来探测光的强度和亮度，并将这些光信号转换为神经信号，进而传递至大脑形成光觉。色觉是视锥细胞对不同波长光的反应，经过大脑的处理，得以感知并区分各种颜色而形成的。色觉不仅丰富了我们的视觉体验，还在社会交往、艺术创作和日常生活中起到重要作用。形觉是通过识别物体的形状、大小和结构来理解周围环境的感觉，形觉依赖于大脑对视神经信号中图像边缘和轮廓的解析。动觉是利用双眼的不同视角来感知物体的深度和位置，在三维空间中精确地导航和互动的能力。对比觉是视觉系统对图像中亮度或颜色对比度的感知，能够在各种光照条件下清晰地识别物体的边缘和形状。视觉功能损伤可能会导致视觉清晰度降低、颜色辨识困难、空间感知障碍、对比度觉减弱等问题，从而影响日常生活、学习和工作，对个体的生活质量、自信心和社交互动产生较大的负面影响。

（二）眼功能对全身健康的影响

1. 对运动的影响

（1）对运动协调性的影响。运动协调性指的是身体各部位之间实现高度同步与配合的运动能力，这在很大程度上依赖于我们的视觉系统。在执行动作时，眼睛往往是最早做出反应的器官，它为身体提供环境、距离和速度等关键信息。例如，在打乒乓球时，眼睛迅速捕捉到快速移动的球，并将信息传递至大脑，从而指导上肢在适当的时间和位置进行击球。这种由视觉系统引导的快速而精确的身体反应构成了运动协调性的核心。无论是在日常生活中做简单动作，还是在高难度的竞技体育活动中，视觉与身体的协调性都发挥着至关重要的作用。

（2）对运动学习能力的影响。运动学习是指个体逐步掌握并优化一个或多个运动技能的过程。视觉在运动学习中起到观察、模仿、反馈和调整等重要作用，能够帮助个体掌握特定的运动技能。首先，当个体初次尝试一项新的运动技能（如学习打网球）时，眼睛是观察他人如何执行这一技能的唯一器官。通过观察，个体可以模仿他人的动作，形成初步的运动模式。其次，视觉反馈对于优化技能和纠正错误十分重要。在实践中，个体依赖视觉来判断自己的动作是否准确（如击球的动作是否正确）。如果没有即时的视觉反馈，个体可能无法判断动作是否正确或需要在哪些方面进行改进。随着时间的推移，经过反复练习和视觉反馈，大脑会形成一个更加准确和高效的运动模式。在这个过程中，个体可能会逐渐减少对视觉反馈的依赖，但在运动学习的初级、中级阶段，视觉反馈发挥着极其重要的作用。

（3）对平衡与空间感知能力的影响。在运动过程中，视觉系统在平衡和空间感知方面至关重要。当个体移动或与环境互动时，眼睛持续提供关于地面的角度和质地、环境中的潜在障碍、与物体或他人的距离等信息。这些视觉线索与大脑和身体的其他感知系统（如内耳的平衡感觉和本体感觉）协同工作，帮助个体保持稳定，并准确地预测和适应外部的变化。无论是在足球场上预判对手的动作，还是在山地骑行中感知不平坦的地形，视觉都是确保个体维持平衡和精确判断空间关系的关键。视觉可通过调整肌肉活动来保持平衡，这为运动的成功执行提供了坚实的基础。

（4）对运动速度与运动时机把握的影响。在各项体育活动中，对运动速度与时机的把握是核心要素，而视觉系统对这些核心要素具有重要影响。首先，就运动速度而言，视觉系统不仅帮助个体评估外部物体的移动速度，还能够调整自身动作的速度，以适应环境变化。例如，在篮球比赛中，当防守球员迅速逼近时，进攻球员需要通过观察对方的速度和动作来决定是冲击篮下、传球还是直接投篮。这样的决策过程深受视觉捕捉到的信息所影响。其次，体育项目的成功往往依赖于对行动时机的把握。在高速运动的体育项目（如打乒乓球、打羽毛球等）

中，运动员需要准确预判对手发球的速度和旋转方向，并在极短的时间内决定自己的回球时机和方式。这种对时机的精准判断，大部分基于运动员的视觉感知，他们根据所捕捉到的球的动态来调整自己的动作。因此，结合视觉分析，运动中的速度与时机不仅与个体的身体协调性和训练水平有关，更与他们如何解读、处理视觉信息及做出的反应紧密相关。高水平的运动员往往视觉敏锐，只有这样，他们才能够迅速捕捉并解析视觉信息，从而做出最恰当的反应，最终赢得比赛。

（5）对手眼协调的影响。在运动过程中，手眼协调指的是眼睛捕捉到的信息与手部或其他身体部位反应间的同步性。视觉系统负责捕捉外部动态信息，而手部或其他身体部位则根据这些视觉输入执行相应的动作。例如，当乒乓球选手观察到球向他飞来时，他的大脑会迅速解析这些视觉信息，确定球拍的位置和角度，然后在适当的时机击球。这种依赖于视觉输入的精确和迅速的反应构成了手眼协调的核心。手眼协调在各种运动和日常活动中都发挥着至关重要的作用。

（6）对运动安全的影响。从视觉角度审视运动安全，视觉系统是个体面对各种环境时的第一道防线。视觉系统协助个体迅速识别并避开危险和障碍，确保自身安全。当个体的双眼捕捉到潜在的危险信号（如面对飞驰而来的车辆或滑雪时即将到达悬崖边缘），这些信息会立即被传递至大脑的情绪和决策中心。此时，大脑会迅速做出反应，指挥身体采取恰当的规避动作。这种依赖视觉输入的即时反应机制，保障了个体在各种运动场合中能够正确地应对。

2. 对食欲和消化系统的影响

（1）对食欲的影响。当个体的视线捕捉到食物的图像时，光信号会通过视网膜转化为电信号，并传递至大脑的视觉皮层。随后，这些视觉信息通过与大脑食欲中枢的神经网络连接（如与下丘脑的联系），进一步激发食欲，促使个体对食物产生渴望和兴趣。这种反应通常会导致唾液和胃酸分泌增加，为食物的摄入做好准备，从而启动消化过程。同时，视觉在食物选择中扮演着关键角色，个体往往被食物鲜艳的颜色、吸引人的摆盘等所吸引，同时受文化、广告和市场营销的影响，个体在无意识中更倾向于选择在视觉上令人满意的食物。此外，视觉上的满足感可能会影响个体的饱腹感。例如，大盘子里的小份食物可能会让人感觉没有吃饱，而小盘子里的同样分量的食物可能会让人感觉更加满足。

（2）对消化系统的影响。当视觉系统接触到诱人的食物外观时，这些视觉信息首先被传输至大脑的视觉皮层，随后与大脑中调控食欲的区域产生交互作用。

这种交互作用引发的生理反应（如食物对唾腺的刺激）会导致唾液的产生，这有助于咀嚼和吞咽，而唾液淀粉酶的存在也能对碳水化合物的初步消化起到辅助作用。同时，这种视觉刺激还促使胃分泌更多胃酸，为食物的进一步消化做好准备。

3. 对生物节律和生物钟的影响

光线对生物节律和生物钟具有显著的影响，尤其体现在眼睛对环境光照变化的感知上。环境中的光线变化通过眼睛（如视网膜）传递至大脑（尤其是下丘脑），以调整和维持身体的生物节律。例如，光线照射会引发身体产生警觉信号，有助于身体保持清醒状态下的活力。随着光线的减弱（如从傍晚至夜间），身体会进入睡眠状态。这种从眼睛到大脑的信息传递，对确保生物钟与外部环境保持同步至关重要。

生物钟由下丘脑视交叉上核控制，它根据一天中的不同时间发送信号并释放化学物质，以协调身体的多种生物过程，如熟睡与清醒、进食与休息等。在这个过程中，视网膜接收光线信号并将其传递至大脑以调节生物节律方面发挥着关键作用。这种通过视觉感知光线变化来调节和维持生物节律的机制，对我们的日常生活和健康有重要影响，它影响人的睡眠质量、觉醒状态，以及其他生物过程。光线、视觉和生物钟之间的这种互动，说明眼睛在维持生物节律和人体生理稳态中起着关键作用。

4. 对心理、认知和社交的影响

（1）对心理的影响。

①对感知与情感的影响。眼睛不仅是观察周围环境的窗口，更是情感与心理反应的关键媒介。自然景色和熟悉的面孔可能给人带来愉悦和舒缓的感受，而威胁性的视觉刺激（如恐怖场景或危险物体等）则可能会引发焦虑或恐惧。人的眼神和眼部动作反映出内心的情感（如愉悦、悲伤或好奇等），因此观察他人的眼睛是解读其情感状态的重要途径。

②对视觉刺激反应的影响。在充斥着强烈视觉刺激的环境中，如拥挤的场所或闪烁的屏幕前，个体可能会感受到压力，这可能进一步引发焦虑情绪。

③对心理治疗的影响。在心理治疗领域，艺术疗法和暴露疗法均将视觉元素作为核心，使个体能够借助视觉体验来处理情感，进而探索心理治愈的途径。

（2）对认知的影响。

①对信息获取与处理的影响。视觉是人感知外部世界的主要途径。通过眼睛捕捉到的视觉信息，个体能够识别周围的物体、场景和事件等，或对这些物体、场景和事件分类，为更高级的认知活动（如思考、决策等）奠定基础。这种感知不仅涉及物体的特征，还与空间关系、距离和方向的理解紧密相关。人依赖视觉来导航，判断物体间的距离，做到手眼协调。

②对注意力的影响。人的眼睛常常被特定的视觉刺激所吸引，这在很大程度上决定了人的注意力集中点。动态的物体、闪烁的光线、独特的颜色和形状等均容易引起人的注意。在信息泛滥的时代，视觉信息决定了哪些信息值得深入探究，哪些则容易被忽略。为了有效地执行多种任务，人的大脑已经适应并学会在众多视觉刺激之间迅速切换，以便高效地集中和分散注意力。

③对记忆的影响。视觉体验与记忆密不可分，这种紧密的联系部分源于人的大脑对图像更为高效的编码，并且之后能够更轻松地检索这些图像。相较于听觉或触觉，人通过视觉所捕捉的场景和事件往往更容易在记忆中留下深刻的印记。事实上，众多研究已经证实，人往往更容易记住一个人的面容而非名字。

（3）对社交的影响。

①对社交活动的影响。在人际互动中，人们通过眼神、眨眼频率和瞳孔大小等视觉信号来传递情绪、意图和态度。这些视觉信号帮助人们理解他人的情绪和意图，从而促进社交联系。目光的方向和注视时间可以向对方传递兴趣、关注或回避等社交信号。通过观察他人的眼神和瞳孔的变化，人们可以更好地理解对方的情绪和反应。

②对情感表达的影响。眼睛是情感表达和社交吸引力的重要组成部分。虹膜的颜色、睫毛的长度和浓密程度等被视为身体吸引力的关键指标。突出的角膜缘环和瞳孔大小也被认为是社交吸引力的标志，能够增强情感表达的效果。

二、眼健康的概念和重要性

（一）眼健康的概念

眼健康指的是眼及其相关结构的正常功能状态，如能够有效地感知和处理视觉信息、视力的清晰度等。眼健康不仅包括眼睛的外部结构（如眼睑、眼眶等）

健康，也包括内部结构（如眼前段、眼后段、视神经传导通路等）健康，以及大脑中视觉处理区域的健康。要做到眼健康，就必须确保整个视觉系统的正常运作，预防眼病、损伤或功能障碍等的发生。眼健康不仅意味着良好的视力，还包括眼睛在不同环境中的适应能力和舒适度，是维持整体视觉功能的基础。

（二）眼健康的重要性

眼健康对个人和社会都具有重要的影响。健康的眼睛确保我们能够清晰、准确地感知和理解周围的世界，这对日常生活、学习、工作和社交活动等都至关重要。预防和管理眼病有助于避免视力损伤甚至失明，从而提高个人的生活质量。此外，眼健康与全身健康紧密相关，许多全身性疾病可以通过眼部表现早期发现。维护眼健康不仅能减轻个人和社会的经济负担，还能提高整个社会的生产力。因此，保持眼健康是实现高质量生活的关键。

三、眼健康保障体系面临的重大挑战

（一）全球眼健康负担

据统计，全球至少有 22 亿人正遭受视力问题的影响，其中至少 10 亿人的视力问题尚未得到妥善处理。在这 10 亿人中，造成远视损害或失明的主要疾病包括白内障（9400 万例）、屈光不正（8840 万例）、年龄相关性黄斑变性（800 万例）、青光眼（770 万例）和糖尿病视网膜病变（390 万例）。

在全球范围内，仅有 36% 的远视障碍患者（因屈光不正所致）和 17% 的白内障患者接受了必要的治疗干预。视力损害给全球经济带来了沉重的负担，据统计，每年因视力问题导致的生产力损失高达 4110 亿美元。

全球范围内，视力损害和失明的根本原因存在显著差异，这主要受各国眼科护理服务的可获取性、可负担性和公众教育水平的影响。以低收入和中等收入国家为例，未经手术治疗的白内障占眼病的比例较高；而在高收入国家，青光眼和年龄相关性黄斑变性更为常见。值得注意的是，在所有国家中，未矫正的屈光不正依旧是导致儿童和成年人视力受损的主要原因之一。

视力损害不仅影响个人的生活质量，还对全球经济造成了巨大的负担。对眼健康的宣传及对眼病和视力损害的预防、治疗和康复等措施均是解决眼病和避免视力损害的有效策略。对于糖尿病视网膜病变等易导致失明的眼病，早期发现和及时治疗可避免不可逆的视力丧失。通过佩戴眼镜矫正屈光不正或进行白内障手术，在所有卫生保健干预措施中最具成本效益。

（二）我国眼健康负担

1. 我国眼健康现状

我国是全球视力障碍患者和视力损害患者数量最多的国家之一。目前，我国主要的致盲性眼病已从传染性眼病转变为以白内障、近视性视网膜病变、青光眼、角膜病、糖尿病视网膜病变等为主的眼病，特别是白内障患者数量庞大，给个人和社会带来了巨大的健康和经济负担。此外，干眼症的发病率也在不断上升。根据 2020 年的统计数据，我国干眼症的发病率为 21% ～ 30%，且患者群体正逐渐趋向年轻化。

在我国，近视问题尤其严重，已经成为影响国民，尤其是儿童和青少年的重大公共卫生问题。《近视防治指南（2024 年版）》指出，病理性近视相关的眼底病变已经成为我国不可逆性致盲眼病的主要原因之一。此外，近视的发生率一直居高不下，儿童和青少年的近视发病率已经超过 60%，并且呈现低龄化趋势。

随着经济和社会的发展及人口老龄化的加速，公众对眼健康的需求日益增长。在我国，尽管优质眼科医疗资源总量有所增加，但相对不足且分布不均的问题依旧突出，基层眼健康服务能力亟待提升，因此，改善眼健康状况任重道远。

为了应对这些挑战，国家卫生健康委员会发布了《“十四五”全国眼健康规划（2021—2025 年）》（以下简称《规划》），该《规划》旨在通过加强眼科医疗服务体系建设、提升服务能力、强化人才队伍建设，持续改进眼科医疗质量控制体系，推动优质眼科医疗资源的扩展与下沉。《规划》明确了到 2025 年的具体目标，其中包括 0 ～ 6 岁儿童每年眼保健和视力检查的覆盖率要达到 90% 以上，屈光不正的有效矫正覆盖率要持续提升。

尽管中国在眼健康领域取得了一定的成果，但是眼健康负担依然沉重。通过国家政策的支持和全社会的共同努力，未来有望改善眼健康状况，减轻眼健康负担。同时，眼科行业的发展也为解决眼健康问题带来了新的机遇和可能性。

2. 我国慢性非传染性眼病带来的挑战

近 30 年来，中国的眼健康问题日益严峻，慢性非传染性眼病的发病率持续攀升，已经成为影响国民眼健康的关键因素。这类眼病主要包括近视、干眼症、白内障、青光眼及糖尿病视网膜病变等。

慢性非传染性眼病与生活方式及环境因素紧密相关，这些因素对个人健康和眼病风险有着明显的影响。例如，不健康的饮食习惯、缺乏体育锻炼、过度饮酒和吸烟等不良行为，均可能引起体内炎症、激素失衡和代谢紊乱，进而增加患心血管疾病、糖尿病和眼病等的发病风险。此外，空气污染和长期接触有害化学物质等环境因素，也可能对眼睛造成损害。以眼病为例，不良生活习惯和环境因素可能促成或加剧糖尿病视网膜病变和年龄相关性黄斑变性。糖尿病视网膜病变通常由血糖控制不当引起，而年龄相关性黄斑变性可能与长期摄入高脂肪、高糖食品或缺乏抗氧化剂的食物有关。在环境因素方面，长期暴露于紫外线和有害化学物质中可能会增加眼睛的氧化应激，从而增加患青光眼和白内障的风险。通过改善生活习惯和减少对有害环境的暴露，可以在一定程度上降低患这些眼病的风险。

随着数字技术的广泛运用和生活环境的变迁，人们的日常生活习惯也在不断发生变化，这无疑催生了新的与生活方式相关的风险因素。例如，长时间面对电子设备屏幕和户外活动不足等不健康的生活习惯，导致近视、干眼症等眼病的发病率逐年上升。

同时，人口老龄化的持续加剧也促使慢性非传染性眼病的发病率逐渐上升，这主要是由于随着年龄的增长，个体对各种风险因素的累计暴露时间也随之增加。这些风险因素包括不健康的生活方式（如不良饮食习惯、缺乏运动、吸烟和过量饮酒等）和有害的环境因素（如空气和水污染、有害化学物质的暴露等）。此外，随着年龄的增长，人体的生理功能逐渐衰退，如免疫系统功能衰退、新陈代谢率下降和细胞修复能力下降等，使得个体更易受慢性眼病的侵袭。同时，长期的低度炎症，以及遗传因素与环境因素的相互作用，也可能加速慢性眼病的发展。尽管医疗技术的进步和生活条件的改善延长了人们的预期寿命，但这也意味着人们有更多的时间去累积慢性眼病的风险因素，从而导致慢性非传染性眼病的发生率上升。

慢性非传染性眼病的增加对现行医疗体系提出了新的需求和挑战。要有效应对这一趋势，不仅需要加强眼科医院和专科医院的建设、优化医疗资源配置，还需要推动眼健康科技创新和眼健康宣传教育，提高公众的眼健康意识和自我保健能力。同时，强化基层医疗服务能力，推广视力筛查和眼底筛查技术在基层的应用，以及开发新的诊断和治疗技术，都成为应对慢性非传染性眼病发病率上升的关键措施。

慢性非传染性眼病发病率的上升凸显了生活方式和生活环境的变化对眼部健康的影响，同时也对现行的医疗模式和眼科医疗服务提出了新的挑战。各级人民政府和社会各界需携手合作，通过政策扶持和社会教育，增强公众对眼部健康的意识，促进眼健康事业的持续发展，从而提高国民的眼健康水平，减轻社会经济负担。

第二节 眼主动健康相关内容

一、眼主动健康理念的发展

眼科学的发展历程体现了医学领域的整体进步，眼主动健康意识也在眼科学的发展中日益增强。很久以前，人类便开始尝试治疗眼病，如利用天然草药或物理疗法减轻眼部不适。然而，这些早期的治疗手段主要基于经验试错和传统知识，通常缺乏科学依据。随着时间的推移和医学的飞速发展，眼科学也逐步步入了现代化的轨道。

主动健康的概念并非一蹴而就，而是经过了多个阶段的积累与探索形成的。2015年，十八届五中全会提出将"推进健康中国建设"作为国家战略后，2016年发布的《"健康中国2030"规划纲要》明确指出，要从"以治病为中心"向"以人民健康为中心"转变，这标志着主动健康理念开始在政策层面受到重视。此后，国家政策进一步推动健康中国战略的实施，主动健康理念也在政策引导下不断发展，逐渐成为我国健康领域的重要发展方向。

中医传统理念中的"治未病"强调预防胜于治疗的重要性，提倡在疾病发生之前进行有效的干预。然而，主动健康的概念并非中国独有。在国际舞台上，也有类似的理念被广泛传播，如美国运动医学会在2007年提出了"运动是良医"的口号，强调运动对健康的重要性，并将体力活动纳入医疗诊断系统。这些国际上的健康促进理念与中国倡导的主动健康理念不谋而合，都强调了个体在维护健康上所发挥的积极作用。

眼科学的发展历程反映了医学发展的轨迹。从古代依赖观察与经验的治疗方法，到现代的循证医学和精准医学，眼科治疗逐步实现了科学化和个性化。循证医学的崛起，使得眼科疾病的治疗开始依赖于临床试验和科学研究，从而为眼病的治疗提供了更为坚实的依据。整合医学进一步拓展了眼科学的视野，将传统疗法与营养、生活方式相结合，为患者量身定制治疗方案。精准医学则通过基因检测和分子技术，为青光眼、年龄相关性黄斑变性等疾病提供了更精准的治疗策略。

主动健康理念与眼科学的发展密切相关。主动健康理念倡导个体在维护健康上发挥自主性和积极性，而眼科学的发展则为个体维护健康和治疗疾病提供了更多的选择和可能性。通过培养健康的生活习惯和实施恰当的眼部保健措施，个体能够降低眼病的发生概率，并提高对眼部问题的意识。此外，主动健康的理念还激励个体主动参与眼科医疗过程，与医疗人员携手应对眼部健康挑战，从而提高治疗效果和持续性。

展望未来，随着技术的持续进步和对健康理念的深入研究，我们有望见证更多精准医学方法在眼科学领域的应用，为眼部健康带来更显著的进步和改善。因此，我们应当继续推进眼主动健康的发展，为每个人提供更优质的视觉健康管理和治疗方案，以实现"健康中国"的目标。

二、眼主动健康的内涵

（一）眼主动健康中"主动"的内涵

1. 主观能动性

主动健康理念的核心在于主观意识的能动作用。作为视觉系统的核心，眼睛担负着接收和处理视觉信息的职责，因此主观能动性对于维护眼健康至关重要。通过提高维护眼健康的主观能动性，个体可以更好地保护自己的眼睛，预防眼病的发生，从而提高生活质量并减少对医疗资源的过度依赖。同时，这种主动健康理念的推广也有助于促进整个社会眼健康水平的提升，实现眼健康的全面管理和发展。

（1）维护眼健康的主观能动性体现在个体对眼健康的关注和自主管理上。具有高度主观意识的个体更能自发地关注眼健康状况，及时察觉并采取行动应对可能出现的眼健康问题。例如，认识到长时间使用电子设备对眼睛的不良影响，主动采取措施，如定时休息、远离屏幕、使用防蓝光眼镜等，以减轻视疲劳和预防近视。

（2）主动提高眼健康素养。眼健康素养不仅包括对眼健康知识的理解，还包括识别眼健康问题的能力、采取正确的保护措施，以及寻求专业帮助的意识。具有高眼健康素养的个体能够更好地保护自己的眼睛，及时就医治疗，预防眼病。

2. 前瞻性

主动健康理念中的"前瞻性"对眼健康同样重要。前瞻性眼健康干预是一种全面、主动的眼健康管理方式，旨在预防和提前解决眼健康问题，从而保护视力、提高生活质量。前瞻性干预通过加强眼健康意识及主动参与健康管理，利用现代科技手段，实现对眼健康的有效预防和管理，为个体和社会整体健康水平的提高提供更好的保障。这种预防性的健康管理方法对于保护和促进眼健康理念的发展具有深远的意义。

（1）前瞻性眼健康干预要求人们预测和预防可能出现的眼健康问题，这不仅包括对当前眼健康状况的评估，更重要的是对未来眼健康风险的认识和应对。例如，提前意识到长时间使用电子设备对眼睛的潜在危害，并采取预防措施，如定时休息、控制电子设备的使用时间等，可以有效预防视疲劳和近视。

（2）前瞻性眼健康干预强调个体主动学习眼健康知识，了解眼健康问题的早期征兆，并采取相应的保护和预防措施。例如，了解近视的发生机制和预防方法，积极控制用眼时间，注意用眼卫生等，以降低近视的发生率。

（3）前瞻性眼健康干预还包括利用现代科技工具，例如眼健康监测设备和数据分析工具，以协助个体更有效地监测和管理自己的眼健康状况。通过定期的眼健康检查和监测，及时发现潜在问题并采取相应的干预措施，从而有效预防眼病的发生和发展。

3. 健康自主性

在眼健康领域，健康自主性是一个至关重要的概念。它是指个体在面对外部变化和威胁时，能够自主地识别风险，并做出决策及采取相应的对策，而无须依赖外部指令或干预。

（1）健康自主性是身体的一种自我保护机制，即身体对周围环境的感知与反应的能力。例如，眼睛通过自动调节视力以适应不同的光线条件。

（2）健康自主性不仅体现在对即时威胁的应对上，还体现在对环境变化的适应能力上。个体必须能够适应各种环境条件，维持眼健康状态的稳定。例如，当人进入设有空调的工作环境时，眼睛需适应空调带来的干燥或刺激，并采取恰当的眼部保护措施，以确保眼健康。

（3）健康自主性亦指个体拥有天然的自我修复能力及对疾病的自我防御机制。个体能够借助其内在的生理功能和免疫系统，有效地应对眼病的发生与发展，促进眼健康持续维护。例如，在眼睛遭遇外界刺激或感染时，个体能够通过分泌泪液及利用眼睛的自洁功能，清除异物并抵御病原体的侵袭，从而维护眼健康。

（二）眼主动健康中"健康"的内涵

1. 视觉功能完善

现行的眼健康理念是在过去人们对视力保护意识不足的背景下形成的。随着人口老龄化现象加重、慢性非传染性眼病日益普遍，以及医疗技术（尤其是眼科筛查和早期诊断技术）的提升，传统的眼健康观念已显现其局限性。在全面的眼主动健康观念下，我们不仅要重视干预措施，还需要全面考虑影响眼健康的多种因素，并从宏观角度综合评估眼健康状况，其中视觉功能的适应性已经成为衡量眼健康状况的关键指标之一。

以视力健康为例，即便个体的眼压超过 21 mmHg（1 mmHg ≈ 133.32 Pa）这一常规标准，其视功能仍可能长期保持稳定，因此不能仅凭这一点就断言其视力存在问题。这说明，仅依赖单一的健康指标是无法全面评估一个人的视力健康状况的。相反，功能适应性评估方法从整体视角出发，综合考量眼健康状况，不仅包括生理健康，还涉及心理健康、社会适应能力及应对日常生活挑战的能力。例如，一个人的视功能是否能够应对阅读、驾驶和使用电子设备等日常活动，这些都是衡量眼健康状况的重要指标。

在对眼健康理念的理解中，功能适应性的重要性较为显著，这在 2003 年世界卫生组织的一项重大调整中尤为明显，即评估视力损伤的标准从最佳矫正视力转变为日常生活视力。这种转变更加注重视力损伤对个体日常生活和工作能力的实际影响，而不仅仅是医学上的量化评估，反映了眼健康理念对个体在社会和日常生活中眼功能及眼适应性的重视，从而更精确地评估视力损伤对生活质量的影响，推动更有效的干预和支持策略。

2. 满足个人当前生活和工作需求

眼健康的定义转变也适应了慢性眼病患者的实际情况。例如，糖尿病视网膜病变患者可能无法达到完全的眼健康状态，但他们可以通过适当的干预措施保持良好的视觉功能，这同样符合眼健康的定义。因此，从功能及适应性的角度来看，眼健康不仅仅是没有视力问题，更重要的是能满足个人当前生活和工作的需求，这与世界卫生组织对健康的定义是一致的，即健康是身体、心理及社会适应三方面的完美状态。

眼健康理念的转变不仅体现了对个体追求健康权利的尊重，也符合健康促进的基本原则，即鼓励和支持每个人参与到自己的眼健康维护中来。这种对眼健康理念的全面理解，使人们意识到眼健康管理是每个人都可以通过日常生活中的选择实现的，这有助于形成更加包容和全面的眼健康文化，鼓励全社会共同参与和促进眼健康的发展。

三、眼主动健康的特点

（一）眼主动健康的"全周期"特点

（1）在眼主动健康的整体观念中，强调了"全周期"的概念，即眼主动健康并非仅限于某一时间点，而是一个持续变化的动态过程。眼主动健康医学注重眼部系统的演变趋势和速度，以及纵向深度的变化，这依赖于长时间的连续动态测量和对整体发展趋势的分析。因此，从眼主动健康的角度来看，眼主动健康应该被视为一个动态的过程，而非单一的静止状态。例如，假设某人在眼科检查时视力和眼压均正常，这可能会造成一种错觉，让人误以为其视力状况良好。然而，这些指标仅反映了检查当天的眼健康状况，可能无法准确代表该个体在数月或整年中的眼健康状况。该个体可能在日常生活中频繁使用电子设备，或在光线较暗的环境中阅读，这些长期的生活习惯可能导致视力下降或其他眼部问题，但这些情况可能在年度眼科检查中未被发现。单次眼健康评估可能忽略了个体视力状况的动态变化和长期趋势，以及生活方式、环境因素和心理状态对眼健康的影响。因此，为了全面评估和管理眼健康，需要关注长期的视力指标变化，并定期进行眼部检查，再结合个人的生活习惯和环境因素进行综合分析。

（2）不同生命周期人群对眼健康关注点的差异。在人生的各个阶段，人们所关注的眼健康问题各不相同。在儿童和青少年时期，眼健康问题的重点在于视力的发育、预防屈光不正（如近视、远视和散光等），以及避免与学习障碍相关的视觉问题；进入成年早期，眼健康的关注点可能转移到预防长时间使用电子屏幕引起的视疲劳、干眼症及其他视力障碍等问题，并且需要留意与职业相关的视力保护问题；到了中年，人们更倾向于关注与年龄增长相关的视力变化，如预防和监控青光眼、白内障的发生和发展，以及其他慢性眼病；到了老年期，则更多地关注慢性眼病的长期管理、保持视力，以及适应视力减退带来的生活方式的改变，如老花眼和年龄相关性黄斑变性等。此外，眼健康监测指标也应根据不同的人生阶段进行调整。

（二）眼主动健康的"全人群"特点

（1）眼健康观念的全面性和普及性。在倡导眼主动健康的背景下，"全人群"理念贯穿从微观个体到宏观社会的各个层面，将眼健康视为每个人的基本权利，包括不同年龄段、性别、种族和经济背景的人群。例如，在眼健康领域，无论是学龄儿童、上班族还是老年人，都应接受必要的视力检查和眼部护理，以预防视力问题和相关眼病的发生。

（2）眼健康策略的全面性和预防性。我国眼健康策略的覆盖范围广，不仅关注特定个体的需求，而且顾及不同社会群体的需求，确保了眼健康策略的全面性。这种策略强调对当前眼健康问题的及时应对以及对潜在视力风险的预防。例如，除了提供必要的治疗（如白内障手术等），还应推广使用护眼屏幕，并呼吁民众养成定期休息的习惯，以预防长时间使用电子设备而导致的视力问题。这种策略不仅能提升民众的眼健康水平，也有助于降低眼病的发生率，进而提高人们的生活质量。

（3）眼健康资源分配的公平与普及的重要性。在推动主动眼健康的实践中，"全人群"概念强调眼健康资源的公平分配和普及，确保所有群体都能获得必要的眼科医疗服务。这种公平和普及不仅提升社会整体的眼健康水平，还促进社会的和谐与稳定，如为偏远地区提供移动眼科服务，以及确保不同经济水平的人群都能得到眼科服务（如视力矫正手术等）。此外，政策制定者和健康服务提供者应考虑实施学校视力筛查计划，并在工作场所推广视力保健相关知识，确保每个人都能获取及时且有效的眼健康信息和服务。这种全人群覆盖的眼健康策略是保护视力和改善视力的关键，也是构建健康社会的基石。

（4）群体眼健康对个人眼健康的影响。群体眼健康对个人眼健康有一定的影响，因为眼健康不仅受个体因素影响，还受群体因素和社会环境的影响。例如，在学校或工作场所，如果大多数人都注重保护视力并定期进行眼部检查，就可以降低近视的发生率，而个体的眼保健意识也会增强。在心理和社会层面上，如果一个人遵循良好的眼部保健习惯（如定时休息眼睛，以防止视疲劳等），但周围的人都不注重这些做法，那么这可能会对他的健康行为和心理状态产生负面影响，使他难以坚持自己的健康习惯。长期处于这种环境中，他可能会逐渐放松对眼健康的关注，甚至开始效仿其他人的不良行为。

在那些重视眼健康的群体中，个体往往会共享视力保护的信息和资源，互相提供情感和实际的支持。这样的环境不仅有助于个体培养保护视力的良好习惯，还为个体在遇到视力问题时提供了必要的帮助。相反，在那些对眼健康关注不足的群体中，个体可能难以获得充足的眼健康支持和资源，这可能导致不良的视力保健习惯的形成。

（三）眼主动健康的"全方位"特点

眼健康不仅仅是指生物学上眼部无疾病的状态，还与心理健康和社会环境息息相关。眼主动健康的"全方位"还意味着将传统眼科医学知识与现代眼科技术相结合，既追求现代医疗效果，又能够继承和利用传统医学的经验和智慧。这种模式不仅关注眼病的治疗，而且强调预防视力问题和促进眼健康，并考虑生活方式、饮食习惯、遗传等众多因素，全面促进个体的眼健康。

四、发展眼主动健康模式的必要性

眼主动健康模式的发展对现代医疗体系来说是至关重要的，因此这种模式的发展也是十分必要的。

（1）许多眼病在初期并未表现出显著的症状，以青光眼和年龄相关性黄斑变性为例，这些疾病通常在病情严重时才会出现明显的症状。因此，早期检测和及时干预对延缓这些眼病的进展十分重要。眼主动健康模式特别强调预防和早期发现的重要性，因为这能有效降低患者视力受损的可能性。

（2）随着医疗技术的迅猛发展，眼科医学领域已经积累了大量的诊断和治疗数据。这些数据为医生提供了宝贵的参考，帮助他们做出更加精准和及时的诊断决策。眼主动健康模式充分利用这些数据资源，确保患者能够获得最适合自己的治疗方案。

（3）眼主动健康强调以患者为中心的治疗理念，这表明患者不再是治疗过程中的被动接受者，而是转变成了参与者，积极地了解自身的眼病和治疗方法，这使得治疗效果更为持久且有效。

（4）从经济角度来看，眼主动健康模式带来了显著的益处。预防性治疗和早期干预不仅能够减少患者的医疗开支，还能为整个医疗体系节约大量资源，这对眼科资源紧张或医疗系统承受巨大压力的地区而言尤为重要。

综上所述，随着主动健康体系的逐步完善和发展，主动健康理论无疑将成为国家健康保障策略中的核心内容。对于与生活方式密切相关的眼病（如老花眼、干眼症、近视等），采取眼主动健康策略来预防和干预变得尤为关键。在"健康中国"战略的持续推进中，眼主动健康无疑会跟随主动健康发展的步伐，成为医疗健康领域不可或缺的一部分，这意味着眼健康领域将作为主动健康策略的一个特定应用领域，被赋予更多的责任。

五、眼主动健康面临的挑战

随着科技的持续进步和健康意识的不断提升，眼主动健康受到了空前的关注。这种模式强调以预防为主，注重早期干预，代表了健康管理领域的新趋势，并为相关行业开辟了广阔的发展前景。然而，眼主动健康的发展并非一帆风顺，它在推进过程中面临诸多挑战，包括加强公众眼健康教育、医疗数据整合、跨学科合作等，这些问题需要业界、政策制定者以及公众的共同努力和持续支持才能解决。

（一）公众眼健康教育

视力健康是构成生命质量的关键要素，然而在日常生活中，许多人或许未能充分认识到其重要性。他们可能并未意识到长时间面对屏幕、在光线不足的环境中阅读等不良用眼习惯会对视力造成伤害。因此，强化公众的视力健康教育，提升公众对视力健康的认知尤为关键。利用公益广告、学校教育及社区讲座等多种途径进行眼健康教育，是增强大众视力健康意识的有效措施。

（二）医疗数据整合

随着医疗技术的迅猛发展，收集到的医疗数据量也在不断攀升。为了更高效地管理眼健康，必须整合来自多种渠道的数据。这些数据包括医疗记录、患者的日常生活习惯、遗传背景等信息，如何将这些分散的数据有效整合，以提供更精确的健康建议和预防策略，已经成为一项重大的技术挑战。

（三）跨学科合作

眼健康不仅限于眼科的范畴，还涉及多种健康问题，如糖尿病和高血压等，都可能对视力产生影响。此外，心理状态、睡眠模式、饮食习惯及身体活动等都与视力健康紧密相关。因此，跨学科的紧密合作与沟通十分必要，以此来确保患者能够接受全面且高效的治疗。

（四）相关法规和政策的制定

随着新技术的运用和主动健康模式的推广，可能需要制定新的法规和政策来引导实践。例如，对于提供远程医疗服务或第三方健康服务的机构，就需要相关法规和政策来确保其服务质量和对患者隐私权的保护。

（五）评估与反馈机制的建立

为确保眼主动健康策略的实施效果，建立一个持续的评估和反馈机制是至关重要的，其中应包括长期监测患者的眼健康状况、评估各种策略的成效等内容。这些内容应便于及时调整，以应对新的挑战。

（六）培训与专业发展

随着眼健康领域的不断发展，医疗工作者必须持续更新自己的知识并提高技能，特别是在识别和处理与生活习惯及环境因素相关的眼健康问题方面，需要接受全面系统的培训。此外，促进医疗工作者与其他领域专家的合作，共同制订更高效的眼健康管理策略，也是未来发展的关键方向。

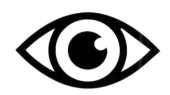

第二章

眼主动健康关键要素

影响眼主动健康的因素众多，可以分为可干预和不可干预两大类。虽然不可干预因素（如遗传、年龄、家族病史等）无法改变，但是了解这些风险有助于采取预防措施。可干预因素包括长时间、近距离用眼，吸烟，饮酒，不良环境暴露等，通过调整生活习惯、加强眼部保护和定期检查，可以有效地预防眼病。此外，个人的健康素养直接影响其对眼健康的认知和行为。健康政策的制定、公共健康教育、人才培养、健康服务的可获取性与质量，以及社区组织的支持，都在推动全社会眼健康的发展。同时，全身健康与眼健康紧密相关，系统性疾病（如糖尿病、高血压等）会损害眼健康，而健康的生活方式对预防这些疾病至关重要。因此，将眼健康置于整体健康框架中进行考量，才能全面理解眼健康。

本章将重点探讨眼健康风险因素，这些因素具体包括饮食、运动、睡眠、心理、个人习惯、空气、水质、光线等。

第一节　饮食与眼主动健康

饮食作为生活方式中重要的组成部分，对眼健康具有深远的影响。目前，众多研究发现，无论是营养素的种类还是摄入方式，均在睑缘炎、年龄相关性黄斑变性、青光眼、屈光不正等多种眼病的发病机制中起到重要作用。不健康的饮食习惯导致高血压、高血糖、高血脂等疾病的发病率不断攀升，而这些疾病又会引发一系列眼病，如视网膜动脉硬化、糖尿病视网膜病变、视网膜出血、视网膜静脉阻塞等。

一、饮食模式对眼健康的影响

近年来，随着生活水平的提高，人均糖分摄入量持续攀升，高糖饮食带来的健康风险日益凸显。长期摄入高糖食品会加重胰岛细胞分泌胰岛素的负担，除了可能诱发糖尿病，还会增加患青光眼和眼底病变的风险，对青少年近视的发生和发展也会产生不利影响。众多研究已经证实，高糖、高脂、维生素 D 缺乏及蛋白质摄入不足等饮食因素与近视的发生和发展密切相关。高糖饮食可能通过提高视网膜胰岛素样生长因子（如 IGF-1、IGF-2 等）的表达水平，降低巩膜成纤维细胞中胰岛素样生长因子结合蛋白 -3 的表达，激活信号转导及转录激活蛋白 3（如 IL-6、STAT3 等）信号通路，进而影响巩膜基质金属蛋白酶或转化生长因子 - β 等因子的表达，导致巩膜细胞外基质减少，从而引起巩膜重塑和眼轴增长，最终引发近视。相比之下，地中海饮食习惯的人群，尤其是那些经常食用富含 Omega-3 不饱和脂肪酸的鱼类（如冷水鱼中的鲑鱼和金枪鱼等），其患年龄相关性黄斑变性的风险较低。这是因为 Omega-3 不饱和脂肪酸具有抗炎作用，使得这类人群的眼表疾病（如睑缘炎、干眼症等）能得到有效缓解。

选择适合个人需求的饮食模式很重要，特别是对较高年龄相关性黄斑变性风险的人群，建议这类人群多摄入富含类胡萝卜素的食物，特别是叶黄素和玉米黄素。由《美国医学会眼科学》发表的 2 项大型前瞻性队列研究已经证实，这些营养素与降低年龄相关性黄斑变性的风险密切相关。类胡萝卜素是一类脂溶性植物色素，广泛存在于红色、黄色、橙色及深绿色的水果和蔬菜中。叶黄素和玉米黄素的最佳食物来源包括甘蓝、菠菜和西兰花等绿叶蔬菜。这些营养素具有减少氧化应激、吸收有害蓝光和稳定细胞膜等机制，有助于预防年龄相关性黄斑变性。在调整饮食模式时，人们应警惕营养不良性眼病和营养过剩性眼病。营养不良性眼病通常由营养缺乏直接引起或与营养缺乏密切相关，如缺乏维生素 A 导致的夜盲症、干眼症和角膜软化症，以及缺乏维生素 B_1 引起的营养不良性弱视；缺乏维生素 B_2 可能导致角膜新生血管等问题；缺乏微量元素锌则与多种视神经疾病相关。营养过剩性眼病是由体内营养物质过量引发的眼病，如脂肪和胆固醇过多导致的眼睑黄色瘤、角膜脂肪环、视网膜脂血症、视网膜动脉硬化和静脉阻塞、糖尿病视网膜病变等。

二、营养素对眼健康的影响

营养素通过多种生物化学机制和生理机制，在视觉信号转换、抗炎、抗氧化应激、抗自噬凋亡等关键方面，对维持眼功能和保障眼组织结构正常运作发挥着至关重要的作用。

（一）Omega-3 和 Omega-6

脂肪酸分为饱和脂肪酸和不饱和脂肪酸两大类。在这些必需脂肪酸中，Omega-3 和 Omega-6 不饱和脂肪酸是人体无法自行合成的，必须通过食物摄取。Omega-3 不饱和脂肪酸主要存在于深海鱼类及某些植物性食物（如亚麻籽和核桃仁）中。Omega-3 具有显著的抗炎特性，能够抑制炎症介质（如白介素 -1、白介素 -2、肿瘤坏死因子 α 等）的活性，阻止 Omega-6 不饱和脂肪酸转化为花生四烯酸，从而有助于缓解眼部炎症。Omega-3 不饱和脂肪酸对眼睛的油性外层具有支持作用，能够减轻眼部炎症，缓解干眼症状。此外，Omega-3 不饱和脂肪酸能够促进泪液膜的健康，保持眼部润滑，减少眼部干涩和不适感。口服 Omega-3 不饱和脂肪酸治疗中、重度干眼症的方法，早在 2007 年就被纳入美国眼科学会的干眼症临床指南。视网膜中含有高浓度的 DHA，这对新生儿的视觉发育至关重要。研究显示，充足的 DHA 有助于维持良好的视力和视网膜健康。动物实验也证明，通过饮食摄入的 Omega-3 不饱和脂肪酸，因其抗炎特性，能够下调血管内皮生长因子受体 -2 的表达，从而抑制新生血管的形成。

（二）微量元素

（1）矿物元素作为多种生物酶的辅酶，在促进生物的生化功能方面发挥着至关重要的作用。例如，在针对儿童弱视的研究中发现，微量元素硒和锌参与了弱视的病理生理过程，其含量降低可能是导致小儿弱视发生的原因之一。因此，补充微量元素硒和锌可能对预防或减轻小儿弱视具有一定的积极作用。

（2）锌是一种关键的微量元素，它直接参与多种重要金属酶（如碳酸酐酶、醇脱氢酶、乳酸脱氢酶等）的催化作用，以及维生素 A 的代谢过程。锌对于保持视网膜色素及视网膜色素上皮的正常组织结构和形态，以及维持正常的视力功能至关重要。缺乏锌会影响维生素 A 向眼内的运输，导致视黄醇结合蛋白水平下降；同时，锌含量的减少会改变视网膜色素上皮细胞的组织结构和形态，降低视网膜的抗氧化活性，从而引起视觉细胞的过氧化损伤，导致发育障碍。因此，多项研究指出，视网膜色素变性与系统性锌缺乏之间存在关联。统计分析显示，每日摄入 50 mg 的硫酸锌可以抑制年龄相关性黄斑变性患者的补体分解代谢，增强补体的激活作用，从而延缓该病的发生和发展。因此，锌治疗能有效阻止年龄相关性黄斑变性的进展。然而，值得注意的是，高剂量的锌补充剂可能会干扰铜和铁的吸收。尽管锌是炎症和免疫功能的重要调节剂，但过量的锌也可能抑制免疫系统功能，从而可能增加患某些癌症的风险。

（3）硒是一种重要的微量元素，对眼部组织尤为关键，它与视觉敏锐度紧密相关。作为谷胱甘肽过氧化物酶的关键成分，硒在清除体内自由基和脂质过氧化物方面发挥着核心作用。硒有助于减轻细胞的脂质过氧化反应，通过提升细胞内谷胱甘肽过氧化物酶等抗氧化酶的活性，减少自由基的生成，从而有效增强角膜内皮细胞的抗氧化能力和生物活性。此外，硒还能保护视网膜色素上皮细胞免受过氧化物的损害，降低年龄相关性黄斑变性的发生风险。动物实验表明，给家兔注射硒后，其对弱光的敏感性有所提高。同样，人类通过摄入富含硒的食物或接受硒注射，视力也能得到改善。然而，当硒含量减少时，血浆谷胱甘肽过氧化物酶的活性会下降，导致人体抗氧化能力减弱和过氧化反应增强，无法有效清除自由基以保护细胞膜的结构和功能，这可能会引起眼组织结构的卤化、内皮细胞肿胀、上皮细胞足突融合，以及视细胞基质代谢异常，最终导致视细胞变性和坏死。一些学者的研究显示，在视网膜挫伤后，血清中的硒水平降低，治疗过程中补充含硒的药物和食物，对视网膜损伤的修复有益。然而，值得注意的是，硒含量并非越高越好，过量的硒也可能对机体造成潜在损害。大量研究指出，青光眼的发生与血浆硒的高水平和房水硒的中等水平有密切关联，血浆硒的高含量是青光眼患者眼内压升高的一个独立危险因素。

（三）维生素

1. 维生素 A

维生素 A 是一种脂溶性维生素，通常以 β – 胡萝卜素的形式存在，通过摄入深绿色或黄橙色的蔬菜和水果来获取。功能性维生素 A（如视黄醇）亦可从动物产品（如肝脏及其衍生品等）中摄取。维生素 A 在视觉过程的初期阶段扮演着关键角色，存在于视网膜色素上皮和光感受器的多种形态中。在眼内光转导反应中，维生素 A 对视网膜的光反应起着基础性的作用。研究指出，维生素 A 可能以视黄酸的形式，在引导眼轴增长方面发挥作用。缺乏维生素 A 的早期症状之一是夜盲症。电生理检查显示，缺乏维生素 A 可导致视网膜电图和眼电图异常。

此外，维生素 A 对维持上皮细胞的完整性至关重要，严重缺乏可能会破坏角膜的完整性，甚至引发角膜软化症。

2. 维生素 H

维生素 H 亦称生物素，是合成维生素 C 的必需成分，对于脂肪和蛋白质的正常代谢至关重要，同时它也是维持人体正常生长、发育，以及保持正常生理功能所需的营养素。作为一种水溶性维生素，生物素广泛存在于蛋黄、肉类、鱼类和坚果等食物中。有研究指出，视神经萎缩和睫毛脱落等症状可能与生物素酶缺乏有关。

3. 维生素 B_{12}

维生素 B_{12} 主要存在于肉类和乳制品中。在视觉功能方面，缺乏维生素 B_{12} 可能导致双侧色觉异常或视神经病变（如出现中心暗点等）。电生理检查显示，视觉诱发电位 P 100 的潜伏期延长，但振幅无显著变化。此外，有研究指出，补充维生素 B_{12} 可能对预防皮质性白内障具有一定的积极作用。

4. 维生素 C 和维生素 E

维生素 C 和维生素 E 对维护眼睛健康非常重要。维生素 C 在视网膜中的浓度高于其在血液中的浓度，能有效抵御自由基对眼睛的损害。研究显示，结膜下出血、眶内出血、巩膜炎、角膜炎、虹膜炎、年龄相关性黄斑变性渗出、视网膜静脉血栓、视盘水肿及视神经萎缩等一系列眼病可能与缺乏维生素 C 相关。维生素 E 同样是眼睛中重要的抗氧化成分，能够中和自由基，与维生素 C 共同作用可减少氧化应激对眼睛的损害。自由基是损伤细胞和组织的高活性分子，其长期累积可能导致白内障和年龄相关性黄斑变性等眼病。摄入富含抗氧化营养素的食物，可以帮助眼睛抵抗氧化损伤，从而可能预防或延缓白内障和年龄相关性黄斑变性的发展。维生素 C 的最佳食物来源是柑橘类水果、甜椒、西兰花和羽衣甘蓝等。与维生素 C 相似，缺乏维生素 E 会导致自由基日渐累积，破坏健康组织并长期损害眼睛健康。富含维生素 E 的食物有葵花籽、杏仁、榛子、花生、牛油果和菠菜等。

5. 维生素 D

维生素 D 在调节机体的钙磷代谢、免疫功能、神经功能，以及抗肿瘤等方面发挥着重要作用。人体内的胃肠道、肾脏、骨骼、肿瘤组织、血液、眼睛等组织的有核细胞，以及淋巴系统、泌尿系统、神经系统等均可表达维生素 D 受体。

研究显示，高血清浓度的 25- 羟维生素 D 有助于预防 75 岁以下女性发生年龄相关性黄斑变性。此外，它还能通过促进房水引流来降低眼压。1,25- 二羟基维生素 D_3 对糖尿病视网膜病变具有保护效果，可改善胰岛素抵抗、调节胰岛素分泌、抗氧化、抗新生血管和抗炎，有助于改善糖尿病性视网膜病变。同时，维生素 D 还能通过抑制巩膜重塑机制、调节多巴胺机制及抑制睫状肌增厚等方式，减缓近视的发生和发展。

6. 叶黄素和玉米黄素

叶黄素与玉米黄素是两种高效的抗氧化剂。这两种营养素在人体内主要聚集于眼睛的黄斑区域，其作用类似于眼睛的天然防护罩，有助于阻挡有害的蓝光。此外，它们对维持良好的视力有帮助。眼中的叶黄素和玉米黄素的含量与饮食中类胡萝卜素的摄入量呈正相关。这两种营养素有助于保护视网膜免受光损伤，并可能降低患年龄相关性黄斑变性等眼病的风险。

三、特殊饮食对眼健康的影响

（一）咖啡

咖啡因对眼睛的影响是多方面的，并且与某些眼病相关。20 世纪 50 年代的研究表明，咖啡因可能通过促进房水生成而短暂地提升眼内压，但其确切的长期影响及作用机制至今尚不明确。

此外，适量的咖啡因摄入能够提升年轻健康人群的泪液分泌量，尤其是在那些不常饮用咖啡的人群中，较高剂量的咖啡因可能会增强眼睛的调节能力。咖啡因能够促进泪液的生成，但同时会减少泪液中的脂质成分。研究表明，咖啡因作为一种竞争性、非选择性腺苷受体拮抗剂，能够提高副交感神经通路中神经递质乙酰胆碱的水平。乙酰胆碱主要作用于泪腺，通过 1,4,5- 肌醇三磷酸、Ca^{2+} 或二酰基甘油依赖性信号转导途径，促进电解质、水分和蛋白质的分泌。

在眼科领域，咖啡因与青光眼之间的联系引人关注。尽管有证据显示咖啡因可能只是暂时性地提升眼内压，但是其对青光眼发展的长期效应仍不明确，亟需更多研究来揭示其作用。此外，一些研究指出，一种名为"咖啡和甜甜圈黄斑病"的视网膜病变可能与过量摄入咖啡因相关，这种病变可能是由视网膜内层的缺血性损伤所致。然而，一项为期 5 年的研究显示，咖啡因摄入与年龄相关性黄斑变性之间不存在任何关联。

总的来说，咖啡因与眼病之间的关系较为复杂，这种关系受个体生理反应的差异、饮食中咖啡因摄入量，以及眼病病理过程复杂性的影响。咖啡因摄入是否会对眼健康造成长期影响，医学界目前尚无法得出明确的结论。

（二）乙醇

乙醇暴露会使人体生成氧自由基，降低细胞的抗氧化能力并影响线粒体功能，导致神经细胞凋亡。研究显示，乙醇暴露可导致视网膜水平细胞和双极细胞凋亡，表现出剂量依赖性和长期效应。

乙醇对视觉的影响是多方面的。在短期内，饮酒可能会引起暂时性视力模糊和眼球运动协调功能减退。长期大量饮酒有可能对视神经造成不可逆的损害，进而导致视力减退乃至失明，这种情况通常被称为乙醇性视神经病变。同时，乙醇还可能通过影响肝脏功能间接对眼健康产生负面影响，这是因为肝脏疾病可能会引发黄疸及其他与视力相关的疾病。除此之外，乙醇对血糖水平的影响可能会加剧糖尿病患者的视网膜病变。

综合分析，乙醇对眼睛的影响及其与眼病的关联构成了一个复杂的科学研究领域。饮酒的频率、饮酒量，以及个体对乙醇的代谢差异都会对眼睛有所影响。虽然适量饮酒在某些情况下可能对心血管系统产生一定的保护作用，但是长期或过量饮酒显然会对视力造成损害。因此，人们应认识到适度饮酒的重要性，并留意过度饮酒可能引发的视觉健康风险。

（三）绿茶

绿茶富含维生素 C、叶黄素和儿茶素等多种抗氧化物质，特别是表没食子儿茶素没食子酸酯，具有显著的抗氧化和抗炎特性。研究证实，这种成分能够在氧化应激条件下为视网膜神经节细胞和视网膜色素上皮细胞提供保护。此外，其他研究也揭示了绿茶对晶状体上皮细胞和角膜缘上皮细胞的保护作用。

综上所述，饮食和营养的指导及持续的干预措施，代表了一种生活方式的转变，是代谢重组的前沿科学，旨在降低疾病发病率、提高治疗效果。这些措施有助于人体细胞和组织更高效地发挥生理功能，减少机体因氧化应激、慢性炎症等不良影响而出现的结构异常和功能障碍。显然，通过饮食干预有效地改变生活方式，不仅是一种促进主动健康的可行策略，也是对部分眼病治疗方案的有益补充。

第二节　运动与眼主动健康

运动对眼健康具有多方面的积极影响，是维护良好视觉功能的关键因素之一。定期参与体育锻炼不仅能优化血液循环，强化心肺功能，还能促进眼部血液循环，有助于营养物质和氧气高效输送到眼部，从而提升眼的代谢，降低代谢紊乱导致的眼病风险。此外，运动可降低身体炎症水平和减少氧化应激，有助于预防与年龄相关的视力问题，如年龄相关性黄斑变性和白内障等。通过加强眼肌锻炼，还能有效缓解视疲劳，防止近视加深。因此，适度的体育活动对促进眼健康、保持良好的视力至关重要。

一、运动对正常眼生理的影响

研究表明，运动能够对眼内压产生影响，且不同类型的运动对眼内压的作用各异。动态运动（如慢跑等）主要涉及等张肌肉活动，以有氧代谢为主，因此被归为有氧运动。在进行有氧动态运动期间，眼内压会有所下降，并在运动结束后1小时内恢复至初始水平。这种眼内压的降低现象在健康青壮年、老年人、久坐人群、训练有素的运动员，以及高眼压或青光眼患者中均得到了证实。值得注意的是，眼内压的降低与运动强度相关，而与运动持续时间无直接关系。相对地，静态运动（如握力练习等）主要涉及等长肌肉活动，肌肉在活动时通常进行无氧代谢，因此被归为无氧运动。在持续的肌肉收缩过程中，眼内压通常会升高，并在肌肉放松后的几分钟内下降，随后缓慢恢复到基线水平。尽管人们关注运动是否能降低中长期的静息眼内压，但是目前尚无确凿证据表明运动对静息眼内压有影响。然而，某些运动在进行期间可能会导致眼内压升高，如举重、吹奏铜管乐器和木管乐器，以及头倒立、瑜伽等。

此外，运动对眼部血流的稳态具有显著影响。通过交感神经的刺激，运动可导致收缩压升高，进而增加眼内灌注压。众多研究者采用运动作为研究手段，以提高眼内灌注压，进而研究眼部血流的调节机制。在运动过程中，视网膜、脉络

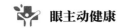

膜、视盘的血流会得到调节，以维持其稳定性。尽管如此，目前尚缺乏直接证据证明运动在中长期内对眼部血流的影响是积极的还是消极的。

二、运动对眼病的影响

研究揭示，不同年龄段的人群都能从多种运动中受益，特别是传统的球类运动在预防近视和眼病方面表现出显著的成效。长时间的近距离用眼活动会导致视疲劳和眼轴的异常变化，这往往是近视发展的诱因。然而，羽毛球、乒乓球、网球等球类运动通过加强睫状肌、晶状体和悬韧带的锻炼，能够促进眼球的血液循环，增强眼睛的调节能力，有效预防弱视和近视的发生，甚至对内斜视（俗称"对眼"）的治疗也有辅助效果。除此之外，跳绳等全身性运动通过协调眼部肌肉，改善视网膜的快速成像活动，对眼健康大有裨益。

（一）户外运动为眼睛提供了放松和恢复的良机

散步、登山等户外活动，能让眼睛暂时远离电子屏幕的束缚。绿色植物和开阔的视野有助于眼睛的调节与放松，从而减轻视疲劳。虽然阳光中的紫外线可能对眼睛造成伤害，但是适度的日晒有助于体内维生素 D 的合成，这对于预防钙质缺乏所致的眼轴过长和近视的发展至关重要。此外，进行户外有氧运动（如慢跑、游泳、骑自行车等）不仅能改善眼部血液循环，确保眼部获得充足的氧气和营养，还能帮助维持眼球壁的弹性和张力，从而有效保护视力。

（二）运动可有效预防或抑制多种视网膜疾病

运动对青光眼、糖尿病视网膜病变、年龄相关性黄斑变性和视网膜色素变性等眼病的发生与发展均具有显著的抑制作用，其作用机制包括增强视网膜抗氧化应激的能力、减少谷氨酸的释放，以及通过脑源性神经营养因子/原肌球蛋白受体激酶 B 通路抑制视网膜细胞凋亡。有氧运动（如跑步、游泳、骑自行车等）有助于改善房水循环并降低眼压。

（1）研究显示，青光眼患者在运动后眼压的下降幅度比正常人更为显著，同时运动还能提高视神经对眼压的耐受性。尽管如此，青光眼患者应避免进行静态运动和过于剧烈的活动（如蹲马步、举重等），因为这些运动可能会导致眼压急剧上升，从而增加视神经受损的风险。

（2）运动在预防糖尿病视网膜病变方面的作用已经得到了普遍认同。定期参与体育锻炼能够提高胰岛素的敏感性，从而降低糖尿病视网膜病变的发生风险。对 1 型糖尿病患者而言，适量的运动有助于减少人体对胰岛素的需求，但要警惕在剧烈运动期间可能出现的低血糖状况。至于 2 型糖尿病患者，进行有氧运动能够帮助其调节血脂和血糖水平，增强心肺功能。然而，增殖性糖尿病视网膜病变患者应避免进行高强度的有氧和抗阻力训练，以降低玻璃体积血或视网膜脱离的风险。

（3）规律性的体育活动有助于降低年龄相关性黄斑变性的风险，并且可以减缓视力损害的进程。运动通过促进视网膜血液循环、减少炎症反应和氧化压力等，降低新生血管生成的可能性。然而，对于年龄相关性黄斑变性患者而言，应尽量避免具有头部撞击风险的运动（如拳击和自由搏击等）。同时，在参与篮球、壁球等运动时，建议年龄相关性黄斑变性患者佩戴护目镜，以保护眼睛免受伤害。总的来说，患有视网膜疾病的个体应当适度进行体育锻炼，一旦出现视力改变（如新的飞蚊症、眼前闪光或固定黑影遮挡视野等），应立即就医。

（三）运动有助于眼部手术术后康复

在经历眼部手术后，患者需要挑选恰当的锻炼方式。对于那些接受了超声乳化术和人工晶状体植入术的白内障患者，术后可以借助温和的有氧运动（如散步等）来促进视力的恢复。建议在进行这些活动时佩戴环绕式太阳镜，以降低对光线的敏感度，并避免灰尘及其他刺激物对眼睛造成影响。同时，患者应避免参与游泳等水上活动，以防止手术切口感染。由于剧烈运动可能导致心率迅速上升，进而引起眼压升高，因此强烈建议患者不要进行高强度的体育活动。

接受玻璃体切割术的患者在术后运动时必须格外小心。该手术旨在移除混浊的玻璃体或解除玻璃体对视网膜的牵引力，以恢复透明的屈光介质和视网膜的正常位置，从而提高视力。那些未进行填充物注入的患者，可以适度活动，但应避免剧烈的眼球运动，以防止术后出血。对于注入了填充物（如气体或硅油等）的患者，则需要保持俯卧位休息，每天持续 8 ～ 10 小时。活动的强度应根据医生的建议适当调整。对于接受视网膜脱落手术的患者，术后必须保持头低位，3 个月内应避免剧烈运动（如跑步、跳水等）。此外，患者在一年内应避免从事高空作业或乘坐飞机，以预防视网膜中央静脉阻塞等并发症。

（四）不良运动对眼部的损伤

未采取适当的防护措施进行体育活动可能会导致眼部受伤，但这些伤害大多可以通过佩戴头盔和护目镜来预防。此外，研究表明，视网膜中央静脉阻塞可能与剧烈运动（如马拉松）有关。高强度的运动可能导致人体脱水及血液中红细胞的体积比例上升，从而引起血液暂时性高黏稠。在血液高黏稠的状态下，视网膜中央静脉容易形成血栓，特别是在穿过筛板的区域，这可能是视网膜中央静脉阻塞发生的原因之一。此外，对于患有高血压、糖尿病等慢性系统性疾病的患者来说，某些高强度的特殊运动（如 Kaatsu 训练）可能会加剧高黏稠血症、高红细胞比容和高血压，从而增加静脉阻塞的风险。因此，在进行特殊剧烈运动之前，应监测个人的一般健康状况和基础疾病情况。

一些视神经病变患者在进行体力劳动后可能会短暂的丧失视力，这种情况通常发生在一只眼睛上，这种现象被称为乌特霍夫现象。这种现象预示着高复发率和多发性硬化症的风险。乌特霍夫现象可能出现在患有视神经炎、视神经萎缩或其他视神经病变（如 Leber 遗传性视神经病变、Friedreich 共济失调症和由氯霉素引起的视神经病变等）的患者中。据推测，其根本原因可能是运动产生的代谢产物导致的脱髓鞘轴突中的可逆性传导阻滞，或是颈动脉疾病、巨细胞动脉炎等引起的后部睫状动脉供血不足。

第三节　睡眠与眼主动健康

睡眠是维护眼健康的关键因素，对眼部细胞的修复与再生至关重要。人在进入梦乡时，眼部细胞开始进行修复过程，代谢废物被清除，细胞结构得以恢复和强化。高质量睡眠能显著缓解眼睛疲劳和干涩，预防干眼症和视疲劳。睡眠不足会剥夺眼部必要的休息时间，从而增加患眼病的风险。同时，睡眠与视觉功能的恢复密切相关。在深度睡眠期间，视网膜的感光色素得到更新，这对维持正常视觉功能至关重要。因此，确保充足且高质量的睡眠是维护眼健康不可或缺的环节。

一、睡眠对眼健康的积极作用

（一）促进眼表面的润滑与恢复

睡眠为眼表提供必要的休息时间，减少对外界环境刺激的暴露，减少眼部水分蒸发，保持眼表湿润，促进角膜上皮细胞的再生与修复。

（二）减轻视疲劳

睡眠有助于缓解长时间用眼引起的疲劳，使睫状肌得以放松，减少乳酸、丙酮酸、氧自由基等有害物质的积累，从而减轻眼胀、干涩等症状。

（三）有利于视力恢复

长时间的近距离用眼可能会引起视物模糊，而睡眠有助于恢复视觉的清晰度，同时也有助于缓解眼部疲劳和促进视力恢复。

（四）有助于眼压调节

眼压有明显的昼夜节律变化，白天眼部组织的高强度工作，累积的热量可能导致眼压在一定范围内上升；而到了夜晚，随着睡眠的开始，眼压则在一定范围内下降。睡眠与眼压之间存在复杂的相互作用。在睡眠过程中，白天上升的眼压得以适度降低，眼内液体的正常循环得以恢复，从而有助于维持眼压的平衡。

（五）加快视网膜的修复与代谢

视网膜光感受器和视网膜色素上皮细胞属于高耗能的细胞类型，对代谢紊乱极为敏感。充足的睡眠为视网膜细胞提供了修复和再生的机会，同时优化了视网膜的代谢过程。此外，视网膜活跃的代谢活动会产生大量有害代谢产物，充足的睡眠有助于清除这些代谢过程中积累的废物和毒素，从而维护视网膜的健康。

（六）控制眼部炎症

研究发现，缺乏睡眠会破坏个体的免疫防御机制，诱发炎症和自身免疫性疾病。眼睛特别容易受环境中各种异物和病原体的侵害，从而导致眼部炎症。相

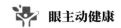

反，充足的睡眠能够提高眼睛的免疫力，有助于抑制眼部炎症，降低结膜炎、角膜炎等眼病的发病率。

（七）维持眼球正常代谢

睡眠有助于促进眼部血液循环，进而促进眼部组织的新陈代谢。在睡眠期间，眼部的血液供应得到加强，这有助于眼部组织细胞吸收更多的氧气和营养素，同时排出代谢废物和毒素，确保眼组织细胞的健康与活力。

二、睡眠障碍对眼健康的消极作用

睡眠障碍包括睡眠的量、质或时间的异常，以及在睡眠期间或睡眠与觉醒转换时出现的异常行为。睡眠障碍的类型繁多，2017 年，美国睡眠医学会发布的《睡眠障碍国际分类（第 3 版）》指出，睡眠障碍主要分为七大类，即失眠、睡眠相关呼吸障碍、中枢性嗜睡症、昼夜节律睡眠 – 觉醒障碍、睡眠异态、睡眠相关运动障碍及其他睡眠障碍。其中，失眠和睡眠相关的呼吸障碍是最为常见的 2 种睡眠障碍。研究显示，睡眠障碍可能是 21 世纪对人类健康构成威胁的一个潜在重大问题。

（一）导致近视

睡眠障碍是儿童和青少年近视的关键风险因素之一。研究表明，患有睡眠障碍的儿童，其患近视的风险明显高于没有睡眠障碍的同龄人。持续的睡眠不足会扰乱生物钟，影响多巴胺和褪黑素的正常分泌，进而加速眼轴的伸长，从而增加近视发生的可能性。然而，值得注意的是，睡眠时间过长（超过 10 小时）同样可能增加患近视的风险。

（二）导致干眼症

睡眠障碍与干眼症互为因果，形成恶性循环。睡眠障碍通过升高泪液渗透压、破坏角膜上皮等机制降低泪膜的稳定性，同时减少泪液分泌，从而加重干眼症病情。干眼症引发的抑郁、焦虑等情绪进一步加重睡眠障碍。

（三）导致青光眼

青光眼与睡眠障碍密切相关。研究显示，睡眠障碍（如睡眠过多或过少、白天嗜睡、打鼾等）均会增加患青光眼的风险。睡眠相关呼吸障碍患者的眼压更高，视野缺损更严重，两者形成恶性循环。

（四）导致糖尿病视网膜病变

睡眠障碍可能会干扰葡萄糖代谢，从而增加患糖尿病视网膜病变的风险。此外，过长的睡眠时间也被视为糖尿病视网膜病变的风险因素。研究显示，睡眠障碍与糖尿病视网膜病变的严重程度存在关联，睡眠质量较差的患者，其玻璃体中的褪黑素水平往往较低。

（五）导致白内障

研究表明，睡眠时间短与白内障的发病风险显著相关，这可能与较低的抗氧化能力、较长的紫外线暴露时间，以及高血压、糖尿病等疾病有关。

（六）导致中心性浆液性脉络膜视网膜病变

睡眠障碍患者患中心性浆液性脉络膜视网膜病变的风险增高，其机制可能与交感神经活动增强及血清皮质醇水平升高有关。

（七）导致年龄相关性黄斑变性

睡眠不足与年龄相关性黄斑变性的风险相关。研究表明，睡眠障碍患者发生年龄相关性黄斑变性的风险较正常人高44%，且可能导致抗血管内皮生长因子药物的疗效下降。

（八）导致非动脉炎性前部缺血性视神经病变

睡眠障碍可能会增加患非动脉炎性前部缺血性视神经病变的风险。有研究指出，睡眠相关呼吸障碍的患者，其患非动脉炎性前部缺血性视神经病变的风险较正常人高4.9倍，这可能与呼吸暂停导致的血压波动和缺氧状况有关。

（九）导致眼睑松弛

睡眠相关呼吸障碍患者往往表现出更为频繁的眼睑松弛现象。通过持续气道正压通气治疗，这些症状可以得到缓解，这可能与睡眠姿势的调整、组织炎症的减轻等因素有关。

（十）导致圆锥角膜

睡眠相关呼吸障碍患者的角膜厚度往往会变薄，这使得他们患圆锥角膜的风险增高。圆锥角膜的发病机制可能与睡眠模式、机械性摩擦、氧化应激反应及角膜氧气供应功能减弱有关。

第四节　心理与眼主动健康

心理与眼主动健康之间存在着密切的联系，良好的心理状态对保护眼健康至关重要。长期的心理压力和焦虑不仅可能引发或加剧眼病（如干眼症和视疲劳等），还可能因激素水平紊乱而影响泪液的分泌和眼内压，从而加剧眼部不适。此外，心理健康状况良好的个体往往更加关注自己的视力健康，定期进行眼部检查并采取预防措施（如适时休息、保护视力等），从而降低患眼病的风险。相反，心理状态不佳的人可能会忽视这些健康行为，从而增加患眼病的风险。因此，保持良好的心理状态是预防和管理眼健康问题的关键环节。有效管理心理压力和定期参与心理健康活动，可以显著提升视力健康水平，并预防眼病的发生和发展。

一、心理因素对眼健康的影响

众多研究表明，青光眼的诊断往往会使患者出现焦虑或抑郁的情绪，同时心理障碍也可能对青光眼的病情产生影响。在一项回顾性病例对照研究中，研究者利用贝克焦虑量表和抑郁量表－Ⅱ对青光眼患者的心理状态进行了评估。研究结果表明，高焦虑水平与视盘出血、峰值眼压及视网膜神经纤维层厚度的快速变薄有显著关联。焦虑还与视网膜神经纤维层变薄的速度和视盘出血密切相关。此外，焦虑评分与视网膜神经纤维层变薄的速度及眼压波动呈正相关。而抑郁则与视野平均偏差和心率变异性有显著关联。综合以上发现，焦虑可能有加剧青光眼病情的风险，并且焦虑和抑郁与眼压状况及视盘出血存在显著的相关性。

　　情绪（如焦虑、抑郁等）是如何影响眼压进而导致视网膜出血的呢？多项研究探讨了精神压力与眼压之间的关系，并指出心理压力通过糖皮质激素的介导作用导致眼压升高。首先，下丘脑激活自主神经系统，随后影响下丘脑－垂体－肾上腺轴。焦虑和抑郁是人们应对压力时的自然反应。在身体遭遇重大压力事件时，负责情绪处理的大脑区域——杏仁核会向下丘脑发送信号，下丘脑进而激活肾上腺髓质，并通过交感神经通路引发"战斗或逃跑"的生理反应。肾上腺髓质受自主神经系统支配，分泌肾上腺素，这是一种引发恐惧反应的激素。自主神经系统由交感神经系统和副交感神经系统两部分组成。当身体感受到压力时，交感神经系统会帮助我们应对威胁，其分泌的激素会增加心率和呼吸频率，并扩张四肢的血管以应对紧急情况。当这种应激反应结束时，身体通常会恢复到先前的无压力状态。副交感神经系统能够促进这种恢复，其作用通常与交感神经系统的作用相反。然而，过度的副交感神经激活也可能引发不良反应，如支气管收缩、血管过度扩张和血液循环障碍等。持续的情绪波动和焦虑反应会破坏自主神经系统的平衡。由于自主神经系统负责调节体内的生物平衡，因此它也调节着眼压和血流。

二、抑郁症对糖尿病视网膜病变的影响

　　目前，关于心理障碍与糖尿病视网膜病变之间双向关系的证据仅限于抑郁症领域，尚未有研究探讨心理障碍的其他方面（如焦虑等）与糖尿病视网膜病变之间的联系。

　　既往大量的横向及纵向研究均发现，抑郁症与糖尿病视网膜病变之间存在显著的独立关联。抑郁症可增加糖尿病视网膜病变的发生和发展的风险。

三、心理障碍对干眼症的影响

　　干眼症是一种常见的炎症性疾病，它引发眼部疼痛并刺激眼部，从而影响人们的生活质量。值得注意的是，在干眼症患者中，抑郁症的发生率更高，两者之间存在双向关系。

最新研究显示，有抑郁症的干眼症患者相较于没有抑郁症的患者，表现出更为严重的干眼症状和更显著的总体体征，这表明抑郁症可能与干眼症的严重程度有关。干眼症引起的不适对日常活动造成一定的干扰，导致患者的生活质量下降，这可能增加患者抑郁的风险。反之，抑郁症患者往往花费更多时间看电视和使用电脑，而长时间使用屏幕可能会使干眼症加重。还有人推测，抑郁症与干眼症的双向关系可能与抑郁症患者对疼痛敏感性的增加，以及抑郁症的躯体症状变化有关。

有研究表明，与未患有抑郁症的对照组相比，患有抑郁症的干眼症患者IL-6、IL-17和肿瘤坏死因子 α 的水平较高。然而，目前尚不明确这种差异是由抑郁症还是干眼症本身引起的。在对中、重度干眼症患者的研究中发现，无论是否伴有抑郁症，其泪液中的炎症细胞因子水平并无显著差异，并且这些细胞因子水平与抑郁症状的严重程度无关。因此，可以推测，在干眼症患者中，泪液中炎症标志物的表达模式似乎不受抑郁状态的影响。

四、心理障碍对非器质性视力丧失的影响

非器质性视力丧失，也称作功能性视力下降，指的是视力低于正常水平，或在无任何器质性病变的情况下出现视野变化的一种视力障碍。如果这些症状与客观检查结果不相符，则可能源自心理因素或诈病，患者有时会夸大症状以实现某种目的。在日常医疗实践中，儿童患有非器质性视力丧失的比例为 1% ~ 5%。

有研究者在对病例资料和一般调查问卷的分析中发现了一个有趣的结果：33% 的患者没有明显的潜在压力源，而 67% 的患者则存在潜在压力源，这些患者可以进一步细分为 3 个组。在第一组中，识别出潜在的儿童和青少年精神疾病，其中抑郁症（从轻度到重度）、注意缺陷多动症和焦虑症最为常见，躯体形式障碍、学习障碍（包括阅读障碍和计算障碍等）及行为障碍则较为少见。第二组包括学校压力、家庭压力、离婚、欺凌和父母离世等社会心理压力源。第三组则将儿童划分为装病型儿童和功能叠加型儿童。装病的主要动机是渴望获得关注，这种情况在经历无害创伤后尤为普遍。轻度弱视和色觉异常是功能叠加组中最常见的问题。

总体而言，非器质性视力丧失的预后是良好的，大多数患者能够自然康复。眼科医生应当认识到这类患者潜在的心理、社会和精神健康问题，并在必要时将患者转诊至心理科。

第五节　个人习惯与眼主动健康

一、用眼习惯

用眼习惯指的是个人在日常生活、工作和学习中，对眼睛使用和保护的一系列常规行为和习惯，包括屏幕使用时间、休息频率、阅读和工作时的照明条件及用眼姿势等，这些都是影响眼健康的重要因素。

（一）长时间用眼

长时间、无间断地进行视力集中活动（如使用电子设备、阅读等）会减少眨眼频率，加快眼表泪液蒸发，从而导致干眼症和视疲劳。蓝光可能损害视网膜，增加视力问题的风险，并与睡眠障碍等全身健康问题相关。定期休息和遵循"20-20-20"规则［即每用眼 20 分钟，休息时将视线转向 20 英尺（约 6 米）外的物体，并保持远眺状态至少 20 秒］可减轻视疲劳。

（二）不正确的用眼姿势

不正确的坐姿或与电子设备屏幕保持不适当的距离会导致眼睛过度劳累，从而引发视疲劳、干眼症和视力下降等问题。保持正确坐姿，调整屏幕位置并定期活动，可以减轻视疲劳和颈肩痛。此外，躺着用眼可能影响血液循环，导致视疲劳和对焦困难。

二、未定期进行健康检查

未定期进行健康检查（包括视力检查和全身健康检查等），可能导致未能及时发现眼健康问题（如近视）或与眼健康相关的全身性问题。例如，某些全身性疾病（如糖尿病和高血压）可能首先影响眼健康，未定期进行健康检查可能延误这些疾病的诊断和治疗。

三、缺乏适当的眼部防护措施

在某些情况下，眼睛可能需要额外的防护以避免受伤或受有害光线的影响，如强烈的阳光、飞溅物或尘埃，或长时间面对屏幕等均会损害眼健康。这时，应考虑采取一些保护措施，使眼睛免受伤害。例如，在强烈的阳光下戴上具有防紫外线功能的护目镜或太阳镜，不但可以保护眼睛免受紫外线和蓝光的伤害，降低患上白内障和年龄相关性黄斑变性的风险，还可以减轻阳光对眼睛的刺激，保持舒适的视觉体验。

四、滥用眼部药物

滥用眼药主要指未经医嘱擅自购买和使用眼药，或不按照医嘱或药物说明书规范用药，主要表现为随意改变药物的使用剂量和频率，或长期使用应当短期使用的眼药水。例如，有些患者可能会在没有医嘱的情况下，自行购买含有抗生素或类固醇的眼药水来缓解眼睛的不适，或随意增加眼药水的使用次数，希望通过增加用药频率来加速眼病的恢复。实际上，这可能会加重眼部刺激，甚至导致药物依赖或产生药物耐受性。

滥用眼药水的危害是多方面的。第一，它可能会破坏眼内环境，如过度使用含有去红血丝成分的眼药水可能会导致反弹性充血，使眼睛变得更为干涩和不适。第二，某些眼药水成分可能会被全身吸收，特别是含有类固醇的眼药水，可能会影响全身的激素平衡，长期滥用甚至可能影响肝脏和肾脏的功能。第三，滥用眼药水可能会掩盖眼病的症状，从而导致疾病延误诊断、治疗，影响眼健康，造成视力下降甚至失明。

五、吸烟

吸烟显著增加全身健康风险，包括眼健康风险。吸烟引发的血管炎症和血液循环障碍可直接影响眼部氧气和养分的供应，这会加速黄斑区的退化过程，并可能导致年龄相关性黄斑变性等眼病。此外，吸烟还会增加血管内脂肪沉积和血液凝块的形成，这可能导致视网膜血管阻塞，增加糖尿病视网膜病变的风险。烟草中的重金属对眼内结构也有直接的毒性作用，烟雾还会引起眼球表面的刺激，导致干眼症并增加感染风险。吸烟还可损害视神经，使患青光眼的风险升高。吸烟还可能加剧格雷夫斯病（一种自身免疫异常导致的甲状腺功能亢进症）等系统性疾病的眼部症状，甚至影响未出生婴儿的视力健康，以及增加儿童因二手烟暴露而遭受眼部损伤的风险。

第六节　空气与眼主动健康

空气质量对眼健康的影响不容忽视，清新的空气是维护良好视力和预防眼病的关键因素之一。空气中的污染物（如灰尘、化学物质和微粒等）可直接刺激眼睛，引起眼部不适、红眼和炎症，严重时甚至可能加速某些眼病（如干眼症和角膜病变等）的恶化。此外，空气污染在影响整体健康的同时，还会间接加重眼部问题的症状。因此，通过各种措施确保我们所处环境的空气质量达到健康标准，可有效预防由空气污染引起的眼病。

一、空气对眼健康的影响

空气质量与眼睛健康之间存在着密不可分的联系。细颗粒物和气体污染物会刺激眼球表面，引起红眼、刺痛感、异物感等症状，严重时甚至可能导致结膜炎或加剧干眼症。此外，室内空气中的挥发性有机化合物，来源于日常使用的油漆、清洁剂等，同样可能引起眼部不适，长期暴露在其中，更有可能对眼健康产生长期、负面的影响。

在特定环境里（如高霉菌孢子浓度的环境），空气中的微生物污染也可能成为刺激或感染眼部的隐患，这对佩戴隐形眼镜的人群尤为重要，因为这可能增加其眼部感染的风险。虽然空气中的重金属通常不会直接接触眼睛，但是它们在体内的累积也可能间接影响视力（如与视神经损害相关的汞中毒等）。

为了保护眼睛免受空气污染的伤害，应减少户外活动的时间，佩戴护目镜或太阳镜，以减少眼睛直接接触空气中的污染物；使用空气净化器减少室内污染，保持室内空气流通，也是有效的预防措施。定期进行眼部检查也至关重要，以便及时发现并处理由空气污染引起的眼部问题。认识到空气质量对眼健康的影响，并采取适当的防护措施，对维护良好的视觉健康是十分必要的。

二、特定环境下空气对眼健康的影响

（一）室内环境

室内的空气质量是一个特别重要的健康因素，与室外相比，室内空气污染物的种类和浓度往往更为复杂，直接影响居住者的健康状况。室内空气中的污染物可以直接刺激或损害眼睛和皮肤，导致视力受损，引起干眼症、皮炎或其他过敏反应。眼睛长期暴露在污染环境中，可能会加剧干眼症症状，引发炎症和感染，从而加速视力下降。因此，保持良好的室内空气质量对居住者的眼健康至关重要，需要通过适当通风、使用无毒或低毒材料、保持室内清洁以及种植室内植物等方法来维持室内空气质量。

（二）工作场所

工作场所的空气质量对员工的眼健康和整体健康有重要影响。办公室的空气可能受到多种污染源的影响，如打印机和复印机释放的臭氧、建筑材料和家具散发的挥发性有机化合物，以及空调系统中的灰尘和微生物等。这些污染物不仅会导致眼部干燥、疲劳、刺激，还可能诱发干眼症，导致视力下降。

工作场所空气质量的特殊性在于其污染源常与职业活动直接相关，且员工的眼睛可能长时间暴露在被污染、没有充分通风的封闭空间内。例如，化学实验室、美发店、工厂车间或装修中的办公室等，这些场所都可能存在特定的化学污染或颗粒污染。此外，大楼通风系统的设计和维护不当也可能导致"病态建筑综合征"，进而影响员工的健康。

工作场所的空气质量对眼健康具有显著影响。不良的空气条件，如过低的湿度、空调系统中的污染物、电子设备释放的化学物质，以及办公室清洁用品中的挥发性有机化合物，都可能导致眼部干燥、疲劳、刺激或瘙痒感。长时间在这样的环境中工作不仅会引起短期不适，还可能加剧眼病症状，如干眼症和视力下降等。因此，维持良好的空气质量对保护员工眼健康至关重要，可通过改善通风、使用低排放设备、定期更换空调过滤器等方式实现，并为接触化学物质的员工提供防护措施，以保护其眼健康。

（三）学校

在学校环境中，空气质量对学生眼健康的影响也不容忽视。学生在学校花费大量时间阅读、写作和使用电子设备，因此清新的空气对保护学生视力起到重要作用。学校中的空气污染包括粉尘、挥发性有机化合物，以及由清洁剂或装修材料释放的刺激性化学物质，这些都可能引起眼部不适，如干燥、发痒、红肿等。

眼睛长期暴露于这些刺激物下，不仅会影响学生的学习效率，还可能导致学生出现长期的眼健康问题。加强室内空气质量管理（如加强通风、使用高效过滤系统和无毒用品、定期检测和维护设备等），教育师生识别和减少污染源，可显著改善学生的眼健康问题，还可降低由空气污染引起的眼病的风险。

（四）户外

户外空气质量的特殊性主要体现在其来源的多样性，以及易受气候和季节变化的影响等方面。户外污染物（如工业排放、交通尾气、农业活动中使用的化学品、森林火灾所产生的烟雾等）会对眼健康造成影响。颗粒物和化学气体可刺激或伤害眼球表面，导致眼睛痒、红肿、刺痛和视力模糊等症状。长期暴露在户外不良的空气中，可能增加患干眼症、角膜损伤甚至白内障等眼病的风险。因此，需要采取措施改善户外空气质量，如推行废气排放标准、增加绿化、提高公众防护意识等，以维护眼健康。

第七节　水质与眼主动健康

水质对眼健康有重要影响，清洁、无污染的水可预防眼部感染和炎症（如结膜炎和角膜炎）。水中的细菌、病毒、重金属和化学物质可能通过直接接触或间接方式引发眼部问题，而不适宜的水硬度和 pH 值也会导致眼干、眼痒等不适。因此，确保饮用水和其他生活用水的安全，对维护眼健康同样重要。

一、水质对眼健康的影响

水质对眼健康的影响表现在诸多方面。

（1）受污染的水中可能含有各种细菌、病毒、寄生虫等污染物，这些污染物可直接通过接触感染眼睛，引起各种眼部感染和炎症。例如，细菌性角膜炎是一种严重的眼部感染，常由接触受污染水源的不洁手或物品导致。此外，佩戴隐形眼镜时使用受污染的水清洗或储存隐形眼镜，也会增加感染角膜炎的风险。

（2）水中的化学污染物（如铅、汞等重金属）、农药和工业废水中的有害化学物质等，也会对眼睛造成伤害，长期接触这些化学物质可能导致眼部干涩、视力模糊，甚至永久性视力损伤。例如，铅中毒已被证实会引起儿童发育性视觉问题，而长期暴露于高浓度氯化物中也可能导致眼睛不适和红眼。

（3）自然水体中的藻类，尤其是蓝藻，其产生的毒素可以通过游泳等体育活动进入人体，从而引起眼部刺激和过敏反应。此类接触不仅限于直接接触受污染的水，还包括通过空气中的水蒸气或飞沫接触到这些毒素。

（4）水质变差还可能通过间接影响整体健康状况来影响眼健康。例如，受污染的饮用水导致的消化道疾病会影响体内营养的吸收，包括对眼健康至关重要的维生素和矿物质。营养不良不仅会削弱免疫系统，还可能直接影响眼健康，如引起干眼症或夜盲症等。

二、特定用水对眼健康的影响

（一）饮用水

清洁的饮用水对眼健康至关重要。水不仅参与细胞代谢和体液平衡，还涉及体内毒素的排出和养分的输送。饮用水中的污染物（如重金属和有毒化学物质等）经过长期累积，可导致视网膜毒性损伤和视力障碍。例如，铅和砷的过量摄入与视神经损伤相关，可能导致视力下降甚至失明。因此，通过加强水源保护、水质检测和使用高效净水技术来保证饮用水的安全，是确保眼健康的关键。

（二）娱乐用水

虽然娱乐用水（如泳池和海滩的水等）是人们休闲和放松所必不可少的，但如果水质管理不当，也可能成为眼病的潜在来源。泳池中的氯化物和其他消毒剂虽能杀灭细菌，但也可能引起眼睛刺激和急性出血性结膜炎。海滩的水质问题更加复杂，海洋污染可能导致眼部感染和过敏反应。确保娱乐用水的清洁，定期检测水质并适当处理，可以有效预防这些问题，从而保护游客的眼健康。

（三）农业灌溉用水

在农业生产中，灌溉水若受到污染，不仅影响作物安全，还可能通过食物链影响人体健康，尤其是眼健康。例如，农药和化肥中的有害化学物质可能通过作物进入人体，影响眼健康。此外，使用受污染的灌溉水种植的作物，如蔬菜和水果等，如果未经彻底清洗，残留的化学物质不小心接触到眼睛，就可能引起刺激或更严重的眼病。因此，使用清洁的灌溉水和推广生态良好的农业方式对保护眼健康具有重要意义。

（四）工业用水

工业活动产生的废水如果未经处理就排放到环境中，会严重污染水源和大气，这不仅损害环境，还对公众健康（包括眼健康）构成威胁。工业污染物可通过空气扩散，当这些污染物接触到眼球表面时，可引起化学性眼炎或其他长期视力问题。因此，加强工业废水的治理（如实施严格的废水排放标准和采用高效的污水处理技术）是保护环境和保护眼健康的重要措施。

第八节 光线与眼主动健康

光线对眼健康具有双重作用，既有积极影响，也有潜在危害。适量的自然光有助于视网膜的健康和昼夜节律的调节，同时促进维生素 D 的合成，进而降低患眼病的风险。然而，过度或不当的光照，特别是长时间暴露于强烈的阳光或人造蓝光下，可能导致眼部损伤，引发白内障、视疲劳和干眼症等眼病。因此，我们需要重视光线的双重作用，采取适当的防护措施以维护眼健康。

一、光线对眼健康的影响

光线对眼健康的影响有两方面。一方面，适量的自然光对眼睛有益；另一方面，过量或不当的光照则可能导致眼睛损伤。人类的眼睛适于在自然光下进行日常活动，自然光的充足照射对于视觉发育和维持良好的视力至关重要。自然光，尤其是早晨的阳光，含有对眼睛有益的光谱成分，可以帮助人体调节生物钟，延缓儿童近视的发展。研究显示，户外活动可以显著减缓儿童近视的发展速度，这可能与自然光中的特定波长光有助于抑制眼轴的异常增长有关。

然而，光线对眼健康并非只有益处。过强的阳光中含有大量紫外线，长时间直接暴露在紫外线下会增加眼睛受损的风险。紫外线可导致眼表角膜和结膜的炎症，引发光性角膜炎，表现为眼痛、畏光和红眼等症状。长期累积的紫外线暴露还可能增加患白内障和眼睑皮肤癌的风险。

在现代生活中，人们越来越多地接触到人造光源，尤其是蓝光暴露已成为关注的焦点。电子设备如智能手机、平板电脑和电脑屏幕发出的蓝光在适量时对人有益，但长时间暴露于蓝光下则可能对眼睛产生不利影响。蓝光的高能量可导致视疲劳，长期过量暴露还可能增加患年龄相关性黄斑变性的风险，这是一种影响中心视力的严重眼病。

因此，合理调节光线暴露对维护眼健康至关重要。在户外活动时，佩戴具有紫外线防护功能的太阳镜可以有效减轻紫外线对眼睛的伤害。在使用电子设备时，采取适当措施减少蓝光暴露，如使用蓝光过滤镜、定时休息和调节屏幕亮度，都是保护视力的有效方法。此外，保持良好的室内照明，避免过亮或过暗的光线，也是保护眼睛的重要措施。

二、特定环境下的光线对眼健康的影响

（一）户外阳光暴露

户外活动是人们日常生活中最常见的活动之一。阳光是自然光的主要来源，适量的日照对眼睛健康有益，特别是在儿童视力发育过程中，有助于降低其近视风险。然而，阳光中的紫外线对眼睛可能会造成伤害，长时间暴露于紫外线下会增加患白内障和年龄相关性黄斑变性等疾病的风险。因此，在户外活动时，佩戴有紫外线防护功能的太阳镜和帽子是保护眼睛的有效方法。

（二）电子设备蓝光暴露

电子设备的使用在现代生活中占据了人们大量的时间，特别是智能手机、平板电脑和电脑屏幕的长时间使用，带来了蓝光过度暴露等问题。蓝光能够穿透眼球到达视网膜，长期暴露于蓝光下可能导致视网膜损伤，引发眼睛疲劳和干涩，甚至增加患年龄相关性黄斑变性的风险。在室内工作或学习时，采用护眼灯具，调整显示器的亮度和色温，使用蓝光过滤镜，定期休息或做眼保健操，都是减轻眼睛负担、保护视力的有效措施。

（三）特殊工作环境的光线暴露

在特殊工作环境（如实验室、工业生产线及医疗卫生领域等）中工作的人群，可能会面临特殊类型光线照射的风险。例如，长时间在强光或特殊波长光线下工作的人群，如使用激光设备的医疗人员和工业工人，可能面临更高的眼睛伤害风险。在这些环境中工作时，佩戴专业的防护眼镜是防止光线伤害的必要措施。同时，工作场所应合理设计光照环境，减少不必要的强光照射，保护工作人群的眼健康。

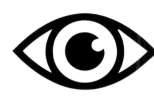

第三章

EDU-HEALTH 眼主动健康管理

在当今这个信息和医疗技术迅速发展的时代，眼健康管理已经成为公共卫生议程中不可忽视的一部分。现代眼健康管理不再只是关注眼病的治疗，而是转变为一种更为全面、更具预防性的健康策略，即眼主动健康管理。眼主动健康管理的理念根植于对个体健康责任的重视，认为个体应该在维护自身健康中扮演主动和积极的角色。这种策略不仅包括传统的诊断和治疗措施，还通过科学的生活方式、环境的优化、定期的健康评估及教育的普及等多方面措施预防眼病，从而提升公众的眼健康知识素养。健康的眼睛是高质量生活的关键，因此眼主动健康鼓励每个人在生活的各个阶段都应承担起维护眼健康的责任。

为了实现这一目标，本书提出了 EDU-HEALTH 眼主动健康管理策略，这是一个创新的眼健康管理框架，将教育和健康管理有机结合。EDU-HEALTH 眼主动健康管理策略不仅仅是一种方法论，更是一种全新的理念。该策略的基础是教育，通过全面的健康教育增强个体对眼健康概念的理解。该策略不仅涉及眼健康，还包括对个体生活习惯和潜在健康风险的评估。只有深入分析影响个体眼健康状况的各种因素，才能更好地帮助公众识别眼健康问题，从而制订具有针对性的预防和干预措施。此外，该策略强调需求评估，只有通过详尽分析和确定个体具体的健康需求，才能制订有效的眼健康管理计划。随着 EDU-HEALTH 眼主动健康管理策略的广泛实施，我们期望能够在全球范围内降低眼病的发生率，提高公众的生活质量，实现真正意义上的眼健康普及。

第一节　EDU-HEALTH 眼主动健康管理概述

一、EDU-HEALTH 眼主动健康管理的含义

EDU-HEALTH 眼主动健康管理是一个全面的健康提升策略，它将教育与健康管理相结合，旨在提升个体对自身健康的控制能力和自主管理能力。这一策略包括 2 个核心步骤：一是 EDU，即教育（education），强调通过健康教育提高个体的眼健康意识和知识；二是 HEALTH，也就是眼主动健康管理的过程。其中，HEALTH 由 6 个部分组成：① H（health evaluation，健康评估），即对个体的健康状况进行全面评估；② E（essential factors analysis，关键因素分析），即分析影响个体健康的主要因素；③ A（assessment of needs，需求评估），即确定个体的具体健康需求；④ L（lifestyle personalization analysis，生活个性化分析），即根据个体的生活方式和偏好制订健康计划；⑤ T（treatment decision-making，治疗决策），即制订具体的眼主动健康管理措施；⑥ H（health action implementation，健康行动实施），即将健康计划付诸实践。整个策略从基础教育到具体的健康行动实施，每一步都旨在加强个体的眼主动健康管理能力，提升整体健康水平和生活质量。

二、EDU-HEALTH 眼主动健康管理的特点

（一）传统眼健康管理的特点

1. 症状识别

当个体感觉眼部不适或出现眼病症状时，考虑寻求医疗帮助。

2. 就医咨询

个体前往医疗机构进行咨询，由医生进行初步诊断。

3. 诊断

通过实验室检查、影像学检查等医学手段确诊。

4. 治疗

医生根据诊断结果制订治疗方案，可能包括药物、手术等治疗方法。

5. 康复和后续

完成治疗后，进行康复训练和必要的随访检查。

（二）EDU-HEALTH 眼主动健康管理的特点

1. 以健康教育为核心

EDU-HEALTH 眼主动健康管理以全面的健康教育为核心，从管理策略的起点到终点，贯穿整个眼主动健康管理过程。与传统的健康管理相比，EDU-HEALTH 眼主动健康管理引入了教育环节，并持续进行教育，而不仅仅是在健康评估之后或针对特定的健康指标和生活方式进行指导。

在 EDU-HEALTH 眼主动健康管理中，教育不仅关注眼健康指标的解析和生活方式的改变，还广泛地涵盖了眼健康知识、疾病预防、心理健康、社交互动等内容。这种教育的全面性和持续性，有助于在整个眼主动健康管理过程中增强个体的主动性和自我管理能力，其不仅仅局限于对特定健康状况的应对，而且促进了个体对眼健康和整体健康的深刻理解和长期关注。

2. 面向健康

EDU-HEALTH 眼主动健康管理侧重于健康维持和慢性病逆转，强调通过积极的干预激发人体的自主健康能力，实现慢性病的逆转，而不仅仅专注于慢性病症状的缓解。该策略特别强调对可干预的健康因素（如生活习惯、环境、眼主动健康素养和群体健康等）进行积极干预。

3. 个性化健康计划

EDU-HEALTH 眼主动健康管理注重个体独特的健康状况、生活习惯和个人偏好等方面，为个体制订个性化的眼主动健康管理计划，使个体能够获得最适合自己的健康指导和建议。

4. 主动参与和自我管理

EDU-HEALTH 眼主动健康管理鼓励个体积极参与自己的眼主动健康管理过程，包括目标设定、自我监测和进度跟踪等，从而提升个体对自我眼健康的管理能力。

5. 持续的眼健康监测与调整

为个体提供持续的眼健康监测机制，以适应个体眼健康状况和需求的变化，并及时调整眼主动健康管理计划，以获得最大化的健康管理效果。

6. 强调长期眼健康维护

EDU-HEALTH 眼主动健康管理不仅关注个体短期的眼健康改善，更致力长期的眼健康维护。这种长远的规划能够帮助个体实现持续的功能适应性，以维持最佳的健康状态。

三、传统眼健康管理与 EDU-HEALTH 眼主动健康管理的区别

传统眼健康管理侧重于疾病治疗和反应性处理，而 EDU-HEALTH 眼主动健康管理则采取更主动、更全面及更具有预防性的方法来管理眼健康。表 3-1 详细对比了这 2 种眼健康管理方法的主要特征，有助于我们更好地理解 EDU-HEALTH 眼主动健康管理在现代健康维护中的重要性和优势。

表 3-1　传统眼健康管理与 EDU-HEALTH 眼主动健康管理的差异

特征	传统眼健康管理	EDU-HEALTH 眼主动健康管理
焦点	疾病治疗和反应性处理	以教育为核心的预防和全面性管理
参与度	医生主导，患者被动接受	患者主导，积极参与和自我管理
方法	通常在出现问题后采取行动	强调主动性、预防性，重视眼健康维护
教育和信息	有限，通常在医疗互动中进行	系统性，贯穿整个眼健康管理过程
个性化	通常基于标准治疗，个性化不足	根据个人需求制订个性化计划
长期规划	长期规划不足，通常集中于即时治疗	强调长期的眼健康维护和生活质量的提高
治疗计划	依赖医生处方	个体与医疗团队共同制订，并可持续调整
健康监测	依赖定期医疗检查	持续自我监测和定期评估

通过以上对比可见，EDU-HEALTH 眼主动健康管理在教育、主动性、个性化及持续自我管理等方面与传统的眼健康管理形成了明显的差异，前者的优势更明显。

第二节　眼主动健康教育

教育是 EDU-HEALTH 眼主动健康管理的起点，也是整个眼主动健康管理策略的"核心"，致力通过全面的健康教育增强个体对眼健康概念的全面理解，包括了解眼健康及相关因素的多维性，如身体、心理和社会健康的相互联系等。"EDU"阶段的目标是提升个体的眼健康意识和素养，使他们能够更有效地参与眼主动健康管理。这一阶段的教育内容包括疾病预防、健康生活方式的选择、自我护理技巧，以及如何有效利用医疗和眼健康资源。

在 EDU-HEALTH 眼主动健康管理中，教育不仅是基础，也是激发个体主动参与眼主动健康管理过程的关键。它通过提供必要的知识和信息，赋予个体更大的能力和自信来应对眼健康方面的挑战。这种教育使个体对眼健康问题有了更深刻的认识，促使他们积极参与眼主动健康管理过程中从评估到实施的每一步。教育使个体的健康意识得到提升，也为整个眼主动健康管理流程的效率和成效的提升奠定了基础。通过这种方式，教育成为个体眼主动健康管理不可或缺的一部分，确保整个过程更加全面和有效。

第三节　健康评估

一、健康评估的特点和作用

（一）健康评估的特点

1. 重视健康评估

EDU-HEALTH 眼主动健康管理中"HEALTH"是主要的管理过程，第一步是"H"，即健康评估，它与传统的健康评估方法有显著的区别。健康评估不仅涉及识别眼病，更关注评价个体与眼健康相关的各个方面的功能，如身体状况、心理健康、社交互动能力和适应环境的能力等。健康评估力求全面了解个体的健康状况，为识别眼健康危险因素提供支持。

与传统的健康评估相比，EDU-HEALTH 眼主动健康管理中的健康评估更加强调个体的整体健康和生活质量。传统的健康评估通常集中在识别和处理具体的眼健康问题上，而 EDU-HEALTH 眼主动健康管理中的健康评估则更关注个体的整体健康状况和日常功能。

例如，对一位患有老花眼的中年人来说，功能性评估不仅会检查其近视或远视的程度，还会评估他在阅读、使用电脑或进行其他日常活动时的视觉适应程度。基于健康评估结果，医疗团队可能会提供一系列的治疗建议，如佩戴合适的眼镜、推荐视力恢复训练项目，以及建议其参与促进视力健康的活动等，从而帮助患者提高整体生活质量和视觉功能。

2. 强调自主开展性

EDU-HEALTH 眼主动健康管理的健康评估特别强调评估的自主开展性，这是其与传统眼健康评估的显著区别之一。个体可以主动参与评估过程，从而更深入地了解和管理自己的健康状况，如血压和心率等，还能够评估自身的生活习惯、心理状态和社交活动等。

为了突出健康评估的自主开展性这一特点，EDU-HEALTH 眼主动健康管理在信息采集工具的设计上更简明易懂、易于操作。例如，采用通俗的问卷形式，使个体能够以非专业的语言轻松地理解和填写问卷。这些问卷可能包含关于睡眠质量、情绪波动、社交互动频率等方面的内容，帮助个体全面评估自身的健康状况。

目前，健康评估已成为一种有效的、具有自主性特点的眼主动健康管理工具，能帮助个体及时发现并改善眼健康问题。例如，一个通过问卷发现自己长时间使用电子设备而导致眼睛疲劳的个体，可能会根据评估结果调整其日常使用电子设备的习惯，并采取定时休息和使用抗蓝光眼镜等措施减轻视疲劳。

3. 重视持续性和适应性

在 EDU-HEALTH 眼主动健康管理中，健康初步评估的另外 2 个重要特点是持续性和适应性。健康评估会根据个体的健康状况，随着时间和环境的变化而变化，因此需要定期更新和调整。例如，随着个体年龄的增长、生活方式的改变或健康状况的变化，其眼健康需求和风险可能会发生相应的变化。

相比之下，传统的健康评估往往在特定时间点进行，可能不会通过频繁地更新或调整来适应个体健康状态的变化。而在 EDU-HEALTH 眼主动健康管理中，健康评估的持续性和适应性使得个体能够获得更为精准和个性化的眼健康信息。例如，一个经常使用电脑工作的人可能在初次评估时发现自己有轻微的视力下降和眼干的症状。采用推荐的定期眼保健措施（如定时进行视力休息和使用人工泪液等）一段时间后，再次评估，可能显示视疲劳减轻和眼干症状有所改善。这时，评估信息的更新将帮助其调整眼保健措施，如调整屏幕亮度、改变工作环境的照明条件或进一步优化屏幕使用习惯等，以适应其当前的眼健康状态。

4. 关注自主健康的能力

在 EDU-HEALTH 眼主动健康管理中，健康评估特别关注个体的自主健康能力。这种能力反映了个体抵抗疾病和维持健康状态的内在能力，如自然免疫力、适应环境变化的能力和从疾病中恢复的能力等。

与传统眼健康评估不同，EDU-HEALTH 眼主动健康管理中的健康评估更多地考虑个体如何利用自身的生理和心理机能来保持眼健康，而不仅仅是依赖外部的医疗干预。例如，评估可能包括个体的生活方式、饮食习惯、压力管理技巧等方面，这些都是影响个体自主健康能力的重要因素。

（二）健康评估的作用

健康评估在医疗和个人眼主动健康管理中起着至关重要的作用。健康评估是一个综合性的过程，涉及对个体健康状况的全面检查和分析，旨在及时发现并应对各种眼健康问题。

（1）健康评估的基本作用是识别个体可能存在的眼健康相关问题及潜在的急性症状。通过对个体进行全面的眼健康评估，医疗人员能够及时发现眼部异常状况，从而及早进行干预。这种及时的诊断和治疗对预防眼病恶化至关重要。

（2）健康评估有助于制订和调整治疗计划。根据评估结果，医生可以为患者提供个性化的治疗建议，包括药物治疗、生活方式调整和其他必要的医疗干预。例如，如果评估结果显示患者有高血压或血糖水平高，医生可能会建议患者改变饮食习惯、加强运动或服用特定的药物，从而降低眼部并发症的风险。

（三）健康评估在 EDU-HEALTH 眼主动健康管理中的实施

在开始健康评估之前，要收集个体的一般信息，这是整个评估过程的基础。这些一般信息通常包括基本身份资料（如姓名、年龄、性别等）、社会关系及经济状况（如职业、教育背景、居住环境等），对理解个体的健康背景和生活环境至关重要。健康评估作为 EDU-HEALTH 眼主动健康管理的起点，其实施侧重于从不同的主导对象切入：一种是由专业医生主导的评估，另一种则是由个体主导的健康评估。主导对象的不同，会对后续的眼主动健康管理步骤产生影响。下面对 EDU-HEALTH 眼主动健康管理策略的实施进行阐述。

1. 专业医生主导的健康评估

在 EDU-HEALTH 眼主动健康管理中，专业医生主导的健康评估既有显著的优点，也有一些潜在的挑战。

专业医生的知识和经验对了解眼健康状况和发现潜在风险至关重要，能确保在早期识别眼健康问题并采取预防措施。此外，医生能提供专业的健康指导和建议，这些对增强个体主动管理眼健康的能力具有显著作用。

然而，从眼主动健康的角度来看，专业医生的评估也存在一些缺点。首先，个体可能过度依赖医生的判断，减少了对自身眼健康状况的主动关注，这与眼主动健康管理所强调的个人责任和自我管理的精神相矛盾。其次，专业医生参与的评估可能需要较长时间和更多资源，这可能与追求高效和便捷的眼主动健康管理的目标相冲突。另外，对一些个体而言，这样的评估可能带来额外的心理压力，影响他们对眼主动健康管理计划的接受度和参与度。

在实施方法上，专业医生通过病史收集、体检和实验室检查等方法对患者进行全面评估。这些方法确保了评估的准确性和全面性，但在眼主动健康管理的背景下，也需要考虑如何平衡专业医疗服务和个体自我管理的能力，以及如何将对个体日常生活的干扰最小化。

虽然专业医生的参与为健康评估提供了重要支持，但是也需要注意其潜在的局限性。探索有效结合专业指导和个体自我管理的方法，对促进个体健康非常重要。

2. 个体主导的健康评估

在 EDU-HEALTH 眼主动健康管理策略中，个人主导的健康评估作为眼健康评估的一种实施策略，紧密结合了眼主动健康的核心特点，具有许多显著的优势。

（1）个人主导的健康评估的优势。

①个人主导的健康评估在满足全人群的健康需求方面发挥着重要作用。由于

具有便捷性和易接入性，个人自我评估为不同年龄、背景和健康状况的个体提供了主动监测和管理自身健康的方式。这不仅增强了个体对自身健康状况的认识，也促进了大众的主动参与。

②个人主导的健康评估增强了个体的主动性和自我管理能力，这是眼主动健康管理的核心目标之一。个体通过定期监测自己的健康指标，如体重、血压或心率等，能够更主动地参与到自己的眼主动健康管理中，及时识别和应对潜在的眼健康问题。这种自我评估的过程不仅提高了个体对眼健康问题的警觉性，也培养了其眼主动健康管理的技能。

③个人主导的健康评估还有助于提升个体的主动健康素养。通过自我监测和健康数据的记录，个体逐渐学会了如何解读和利用这些信息来做出更健康的生活选择。这种过程间接地提升了他们对眼健康知识的理解和应用能力，使大众形成了更强的眼健康意识。

④个人主导的健康评估通常会使用各种数字工具和设备，如智能手表、健康追踪应用等，来记录和分析日常健康数据，以此提醒个体记录和反思生活习惯，如饮食、运动和睡眠等，以及任何异常的身体变化。

（2）个人主导的自我评估的局限性。尽管个人主导的健康评估在眼主动健康管理中有诸多优势，但也存在一些局限，包括个体可能缺乏解读健康数据的医学知识，这可能导致其对眼健康问题的误解或忽视。此外，自我评估通常无法达到专业医生评估的全面性和深度，特别是在诊断复杂病情时。个体进行自我评估的资源和工具有限，这可能会影响评估的准确性和可靠性。尽管如此，通过适当的指导和支持，特别是以人工智能为代表的新兴信息化手段，这些挑战可以得到有效应对。

为降低以上弊端，在EDU-HEALTH眼主动健康管理中，会采用专业人士辅助下的自我管理进行健康评估，如借助第三方眼主动健康管理机构、社区或保健医生为个体提供专业建议和辅助，帮助他们更准确地进行自我评估，同时促进个体在日常生活中的自主眼主动健康管理。通过这种混合方法，个体能够在专业医生的支持下，更有效地监测和管理自己的健康状况，同时提高眼主动健康素养，实现眼主动健康管理的目标。

（3）个人主导的健康评估的实施步骤。在EDU-HEALTH眼主动健康管理的"H"阶段，即健康评估阶段，可以按照以下3个关键步骤来组织和执行健康评估。

①识别眼健康问题。识别当前存在的眼健康问题，包括对明确症状的识别和对已知疾病状况的识别。例如，识别因长时间使用电子设备而引起的眼疲劳，或者由干眼症引起的不适。准确识别这些眼健康问题是非常重要的，因为它们直接影响个体的生活质量，需要特别关注和管理。

②识别潜在眼健康风险。在识别当前的眼健康问题后，下一步是识别潜在的眼健康风险。这些风险可能还没有表现为具体的症状，但可能在未来对个体健康产生影响。眼健康潜在的风险可能包括发展成更严重的眼病（如青光眼或白内障的初期迹象）。提前识别这些风险有助于采取预防措施，从而降低未来眼健康问题的发生概率。

③确定眼健康基线。确定眼健康基线，即评估个体的一般眼健康状况，并建立一个参照点，用于未来的健康监测和评估，包括记录个体的正常视力范围和眼压水平。这些基线数据至关重要，因为它们提供了一个标准，可以用来评估个体的健康状态是否随着时间的推移而改变。例如，在未来的检查中发现个体的视力或眼压与基线数据相比有显著变化，这可能提示需要进一步评估或采取干预措施。

二、一般信息采集

（一）个人基本信息

个人基本信息包括身份识别信息（如身份证号、健康卡号、医保号等）和基本个人信息（如姓名、年龄、性别、出生日期、民族等）。身份识别信息是确保患者身份准确无误的关键，同时也是进行健康档案管理的基础。基本个人信息则提供了患者的基础生物学特征和个人背景信息。

个人基本信息对眼健康评估至关重要，因为它不仅能帮助医疗人员准确识别患者和记录患者的基础资料，还能为诊断和治疗提供基础信息。例如，年龄和性别是影响眼病发生率的重要因素，不同年龄段和性别的人群可能需要不同的眼健康关注和预防措施；民族背景有时也与特定的眼健康问题相关联。因此，个人基本信息的收集为构建个体的健康档案和开展后续的个性化眼健康管理奠定了关键的基础。

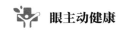

（二）社会经济背景

社会经济背景包括个体的职业、工作单位、教育水平、婚姻状况、语言和文化背景等。这些信息有助于医生了解个体可能面临的眼健康风险和社会压力，以及这些因素是如何影响他们的健康状况的。例如，职业环境可能使个体暴露于特定的眼健康风险中，教育水平影响患者的眼健康知识水平和理解眼健康信息的能力，经济状况与获取健康资源的能力相关，婚姻和家庭状况可能影响个体的心理健康和社会支持系统，而居住环境则反映了可能的环境眼健康风险。在多元文化的社会环境中，了解个体的语言和文化偏好对于为其提供适应其需求的医疗服务和进行有效的沟通非常重要。这些信息的综合分析对全面评估个体的眼健康状况和制订有效的健康干预措施十分必要。

（三）其他相关信息

其他相关信息主要包括联系方式（如电话号码、居住地址、联系人姓名及电话号码等）和医疗保险信息。联系方式确保了医疗机构与患者及其家属的及时沟通，而医疗保险信息不仅关系到患者的经济负担和治疗方式的选择，还可以确定个体能够获得的医疗服务范围和支持范围，确保他们能够获取必要的医疗资源。

这些信息对于眼健康评估十分重要，可确保医疗服务的连续性和可获得性，有助于为个体建立一个详细的健康档案，使医疗人员能够更深入地了解个体的特定需求和背景，从而为他们提供一个更个性化和更高效的眼主动健康管理方案。

三、健康医疗信息采集

在 EDU-HEALTH 眼主动健康管理中，收集体检、住院和门诊信息是关键环节。这些详细的个人病史信息（包括手术史、药物过敏史、家族病史等）不仅为医生发现个体潜在的眼健康风险提供了基础，还对制订个性化的预防和治疗计划起到关键作用。血压、心率、血液和尿液检查及影像学检查等都是评估健康状况的重要指标，门诊和住院记录又进一步补充了治疗历史和效果的详细档案，使医生能够基于全面的信息制订治疗方案。虽然个人可以参与自身健康数据的管理，但是在医生的指导下进行管理更为安全有效，这可以帮助个体更好地了解自身的健康状况，从而使个体更有效地参与到眼主动健康管理中。健康医疗信息采集表见表 3-2。

表3-2 健康医疗信息采集表

信息类别	信息子类别	具体内容	说明
病史信息	过往疾病	过去的疾病	包括个体从出生至今的所有疾病历史
	手术史	过去的手术	包括个体过去经历的所有手术
	药物过敏史	是否有过敏反应的药物	记录个体对哪些药物有过敏反应
	家族病史	家族中的眼健康问题	包括家族成员的疾病历史，特别是遗传性眼病
	眼病史	过去的眼病情况、视力变化等	特别针对眼科评估，记录眼病历史和视力变化情况
	生活习惯	个人的饮食习惯	包括饮食种类、进食频率等
		运动频率和类型	记录个人的运动种类和运动频率
		吸烟和饮酒的情况	包括吸烟和饮酒的频率、量等
	长期眼健康问题	是否有高血压、糖尿病或心脏病等	记录个体长期患有或管理的眼健康问题
体检结果	基本检查	血压、心率、身高、体重、体重指数等	基础体征的测量结果
	实验室检查	血常规、尿常规、血脂、血糖等	实验室检查结果主要用于了解个体的生化指标
影像学检查	各类影像检查	X光、CT、MRI、超声等	提供眼部结构和功能状态的详细信息
诊疗记录	门诊记录	就诊日期、诊断结果等	记录每次门诊的详细信息
	住院记录	治疗过程、用药记录、出院小结等	提供住院期间的治疗细节，包括治疗方法、用药情况和治疗效果等

四、症状信息采集

（一）生理症状

生理症状指的是个体身体功能或结构上的异常表现，这些表现通常是疾病或身体不适的直接表现，包括疼痛、疲劳、身体各部位的不适感等。生理症状信息对于评估个体的健康状况（特别是眼健康状况）至关重要，可以帮助医生识别潜在的眼健康问题，并指导后续的诊断和治疗。以下是与眼健康相关的全身性生理症状。

1. 糖尿病的症状

糖尿病症状，如多饮、多尿和体重突然下降等。糖尿病可以引发糖尿病视网膜病变，这是一种影响眼底血管的疾病，可导致视力受损甚至失明。

2. 高血压的症状

高血压的症状，如头痛、呼吸困难或鼻衄等。高血压可能引起高血压性视网膜病变，影响视网膜的血流，可能导致视力问题。

3. 甲状腺功能亢进症的症状

甲状腺功能亢进症的症状，如体重减轻、心悸、发热和手颤等。甲状腺功能亢进症可导致突眼，影响眼睛的正常功能和外观。

4. 风湿性疾病的症状

风湿性疾病症状，如皮疹、关节疼痛、肿胀和晨僵等。类风湿关节炎可能引起干眼症、巩膜炎等眼病。

5. 心脏病的症状

心脏病的症状包括胸痛或呼吸困难等。心脏病可能导致眼部供血不足，从而影响视网膜健康。

6. 慢性肾脏病的症状

慢性肾脏病的症状，如脚和踝部肿胀、乏力、味觉改变等。肾脏病可能引发视网膜血管的变化，进而影响视力。

7. 神经系统疾病的症状

神经系统疾病的症状，如头痛、耳鸣、肌肉无力、手脚麻木、平衡失调等。多发性硬化症和帕金森病可能影响视神经，导致视力障碍。

（二）心理、精神症状

心理症状是指那些影响个体情绪、思维或行为的异常表现，如抑郁、焦虑、情绪波动或认知功能障碍等，这些症状对了解个体的整体健康状况（尤其是视力健康状况）至关重要。心理症状会影响个体对疼痛的感知、对疾病的认知及对治疗的反应等。

1. 焦虑和压力

长期的焦虑和压力不仅会对个体的整体健康造成影响，还可能诱发或加剧眼病（如干眼症）。焦虑和压力可能导致激素水平波动，进而影响泪液的分泌，增加眼睛干涩和疲劳的风险。

2. 抑郁症

抑郁症可能导致患者对自我保健的忽视，如不规律用眼、忽视眼健康和缺乏运动等，这些都可能对眼健康产生负面影响。此外，某些治疗抑郁症的药物可能带来视觉不良反应，如三环类抗抑郁药物（如阿米替林、丙咪嗪等）可能会导致散光无法调节、眼干和视力模糊等问题；选择性 5- 羟色胺再摄取抑制剂（如氟西汀、帕罗西汀等）可能引起视力模糊等不良反应。

3. 精神分裂症

治疗精神分裂症的药物治疗方案有时会对视觉产生不良影响。例如，传统抗精神病药物（如氯丙嗪、硫必利等）可能会导致视力模糊和眼球运动异常；而新型抗精神病药物（如奥氮平、利培酮等）则可能引起散光调节障碍和眼球运动异常。

4. 睡眠障碍

睡眠质量直接影响眼健康，缺乏睡眠会加重视疲劳，增加干眼症的风险。睡眠不足也会影响眼内压，可能加重青光眼的症状。

5. 注意缺陷多动症

注意缺陷多动症患者可能难以维持长时间的视觉注意力，这可能会导致视疲劳和视力问题。此外，一些治疗注意缺陷多动症的药物可能对眼睛产生不良反应。

（三）眼相关症状

眼部相关症状直接反映眼睛的健康状况。这些症状既可能是轻微的、暂时的不适，也可能是严重眼病的早期征兆。对任何持续性或突发性的眼部症状，我们都应予以关注。

1. 视觉功能障碍

（1）视力下降。表现为视物轮廓不清晰，细节难以辨认，可能是屈光不正（如近视、远视、散光等）或更严重的眼病（如白内障、青光眼、视网膜病变等）

的迹象。

（2）视野异常。视野缺损或出现隧道视觉，可能提示有视网膜问题、视神经受损或大脑在处理视觉信息方面的问题。

（3）色觉异常。色盲或色弱，可能是视网膜色素变性或神经系统疾病的早期症状。

（4）闪光感。这是视网膜裂孔或脱落的早期症状，需要立即进行检查。

（5）飞蚊症。表现为眼前形态各异的飞蚊样漂浮物，通常是玻璃体退化的正常现象，但若突然增多，则可能预示视网膜出现问题。

（6）夜盲症。这是遗传性视网膜疾病或维生素 A 缺乏症的症状。

2. 眼表症状

（1）干眼症。患者会感到眼睛干涩、有刺激感或异物感。这种情况可能是由泪液分泌不足或泪液蒸发过快引起的，常见于长时间用眼、患有自身免疫性疾病或正在服用某些可能产生不良反应的药物的人。

（2）泪液分泌异常。表现为泪液分泌过多或过少，这可能是泪腺功能失调或泪道阻塞的征兆。

（3）眼发红。眼白出现红色血丝，可能是结膜炎、角膜炎或眼内炎症（如虹膜炎）的症状。

（4）畏光。在强烈光线照射下，眼睛感到不适，容易流泪，这可能是由角膜问题、虹膜炎或眼表疾病引起的。

3. 眼睑和眼球症状

（1）眼睑症状。包括肿胀、痉挛、下垂等症状，可能是由眼睑炎症、感染、过敏反应或神经肌肉功能障碍等引起的。

（2）眼球疼痛或不适。这可能是由青光眼引起的眼内压升高，或是由眼部感染及炎症所致。

（3）眼球运动异常。如斜视或眼震，可能是由眼肌疾病、神经损伤或中枢神经系统疾病等引起的。

4. 眼内压异常

（1）高眼压。症状可能包括眼部胀痛，有时伴有同侧头痛、恶心和呕吐等，若不及时处理，晚期可能导致视力逐渐减退。这是青光眼的典型症状之一。

（2）低眼压。该症状可能会引起眼球结构的改变，进而影响视力。

五、体征信息采集

（一）生理指标

生理指标是个体身体健康的量化评估，可以评估个体的整体健康状况并发现潜在的眼健康风险，同时监测疾病的进展，并评估治疗效果。

1. 心率

心率是指心脏在 1 分钟内跳动的次数，通常以每分钟的心跳次数来衡量。它是评估心脏功能和整体心血管健康的重要指标之一。一般而言，正常成年人的静息心率范围为 60 ～ 100 次 / 分钟。不正常的心率可能是心脏疾病的征兆，而心脏疾病有可能影响眼部的血液循环，进而对视网膜的健康造成影响。

2. 血压

血压指的是血液对血管壁施加的压力，包括收缩压（心脏收缩时的压力）和舒张压（心脏舒张时的压力）2 个主要指标。对于正常成年人而言，血压通常维持在 120/80 mmHg 以下。当血压升高至 140/90 mmHg 及以上时，即被视为高血压，这可能会引起眼底血管损伤，从而增加视网膜病变和青光眼的风险。若高血压长期得不到有效控制，还可能会导致血管硬化，影响眼部微循环。

3. 血糖

血糖指的是血液中葡萄糖的浓度，它是衡量身体能量代谢的关键指标之一。正常的空腹血糖水平应维持在 70 ～ 99 mg/dL（1 mmol/L=18 mg/dL）之间。长期的高血糖（如糖尿病）会损伤眼底血管，引发糖尿病视网膜病变，这是导致糖尿病患者失明的主要原因。此外，血糖水平的不稳定可能会影响眼睛晶状体的清晰度，从而引起视力模糊。

4. 血脂

血脂指的是血液中的脂肪和类脂化合物，主要包括胆固醇、甘油三酯等。血脂异常主要表现为胆固醇或甘油三酯水平过高。高水平的血脂会增加动脉粥样硬化的发生风险，从而可能影响眼部的血液循环。此外，高胆固醇水平还可能诱发黄斑病变，对中心视力造成损害。

5. 身高、体重和体重指数

体重指数是通过体重（kg）除以身高（m）的平方计算得出的，它是评估个体体重是否处于健康范围内的指标。通常，正常的体重指数范围为 18.5 ～ 24.9 kg/m^2。过高的体重指数（即肥胖）与多种眼病相关联，这些眼病包括青光眼、白内障及年龄相关性黄斑变性等。此外，肥胖还可能增加个体患糖尿病和高血压的风险，这些健康问题可能间接影响眼健康。

6. 炎症标志物

全身性炎症状态（如 C 反应蛋白水平升高等）可能与某些眼病（如葡萄膜炎、视网膜炎等）有关。炎症标志物的增加表明身体正在对抗炎症，而这些炎症反应可能影响眼健康。

7. 甲状腺功能指标

甲状腺功能异常（特别是甲状腺功能亢进）可能会引发一系列眼病，包括格雷夫斯病，其主要特征之一为眼球突出。

8. 肾功能指标

肾功能不全有可能导致视网膜病变。例如，慢性肾脏病患者可能会发展为肾性视网膜病变。

9. 红细胞和血红蛋白水平

贫血或红细胞增多症可能干扰眼内氧的供给，进而影响视网膜的功能。

（二）心理健康指标

心理健康指标是衡量个体心理和情感状态的重要工具，它们在评估心理压力、情绪波动和认知功能等方面发挥着至关重要的作用。为了深入评估心理健康与眼健康之间的联系，可以采用一系列具体的评估指标来监测心理状态。这些指标不仅有助于识别心理健康问题（如焦虑、抑郁等），还能揭示这些问题可能对其他健康领域（如眼健康等）产生的间接影响，以协助医生和个体更深入地了解心理因素影响眼健康的机制，进而对患者采取恰当的预防和干预措施。

1. 压力量表

长期处于高压状态可能会导致激素水平失衡，进而影响泪液分泌和眼内压，这会增加患上干眼症和青光眼的风险。可以采用压力知觉量表来评估个人感受到的压力程度。该量表有助于了解压力间接影响眼健康的机制，如影响睡眠质量或激素水平平衡等。

2. 焦虑评估量表

焦虑可能引发肌肉紧张，包括眼部肌肉，这可能会导致视疲劳及其他视觉问题。此外，焦虑还可能引起自主神经系统功能失调，进而影响眼睛的血液供应。为了量化个体的焦虑水平，评估焦虑对视力的潜在影响，常用的量表包括汉密尔顿焦虑量表和贝克焦虑量表。

3. 抑郁评估工具

抑郁状态可能会削弱个体对整体健康的关注，其中包括对眼健康的忽视。患有抑郁症的人可能会忽略视力变化的早期迹象，从而延误治疗。为了评估抑郁症状的严重程度以及抑郁对视力和眼健康的影响，可以采用贝克抑郁量表或汉密尔顿抑郁量表。

4. 睡眠质量指标

睡眠障碍（如失眠、睡眠质量不佳等）不仅影响心理健康，还可能会导致眼健康问题。良好的睡眠是维持眼健康的关键，因为睡眠是眼睛休息和修复的重要时期。可利用匹兹堡睡眠质量指数量表来评估个体的睡眠质量。睡眠质量不佳与多种眼病（如干眼症）相关。

5. 心理疲劳和认知功能评估

心理疲劳或认知过载可能导致长时间注视，特别是在使用电子屏幕时，进而引起视疲劳和其他视觉不适。可以利用认知疲劳量表来评估心理疲劳的程度，该程度可能影响个体的视觉表现和眼健康状况。

6. 应对策略评估

利用应对方式问卷，分析个体在面对压力时所采取的应对策略类型，并了解这些应对策略影响眼健康甚至整体健康的机制。

（三）社会健康指标

社会健康指标用于评估个体在社会环境中的适应性和功能。这些指标有助于了解个体的社会网络，以及社会环境对个体健康的影响。社会健康指标包括人际关系、社会参与、社会支持和社区融入等多个方面。良好的社会健康指标对预防眼病、提高视力保健水平等具有重要作用。

1. 人际关系指标

人际关系指标包括亲密关系满意度和社交技能评估。良好的人际关系可以提供情感支持，帮助个体应对视力损失或其他眼健康问题带来的压力，同时鼓励个体遵循眼健康医疗建议。

2. 社会参与指标

社会参与指标包括社区活动参与度和志愿服务参与情况等。积极的社会参与不仅有助于缓解视力障碍引起的社交隔离，还能提高个体对社区健康资源的使用率，包括眼健康服务等。

3. 社会支持指标

社会支持指标包括社会支持网络的强度和社会资源的获取能力等。这些指标有助于了解个体在需要接受眼科治疗或护理时，是否能够获得充分的支持和资源。

4. 社区融入指标

社区融入指标包括社区归属感调查和社区活动的参与频率等。社区融入感较强的个体更有可能从社区所提供的视力健康教育和预防性服务中获益，这对早期发现和处理视力问题至关重要。

（四）眼相关指标

评估眼健康涉及多种检查指标，其中包括与眼相关的指标。这些眼相关指标全面反映了眼的功能和结构状态，包括视力和屈光检查指标、眼内压检查指标、眼前段结构检查指标、眼底检查指标等。利用这些客观数据，医生能够全面诊断各种眼病，并监测病情进展及评估治疗效果。

1. 视力和屈光检查指标

（1）视力检查。包括远视力和近视力的测量。

（2）屈光检查。包括近视、远视、散光的检测。

2. 眼内压检查指标

利用各种眼压计测量眼内压。该检查指标用于青光眼的诊断和监测。

3. 眼前段结构检查指标

（1）裂隙灯检查。主要用于评估角膜、前房、虹膜、晶状体等结构。

（2）角膜地形图。分析角膜的曲率和形态，主要用于诊断角膜疾病。

4. 眼底检查指标

（1）眼底检查及眼底照相。主要用于记录玻璃体、视网膜的健康状况。

（2）荧光素眼底血管造影。主要用于评估视网膜血管的状况。

（3）光学相干断层扫描。主要可提供视网膜各层次的详细图像。

六、功能性健康评估

功能性健康评估在眼主动健康管理中具有独特性。首先，功能性健康评估关注的是个体日常生活活动的执行能力；其次，功能性健康评估采用整体方法论，不仅考虑生理健康，还兼顾心理状态、社交互动等多方面因素，真正实现了健康的全面评估；再者，基于功能性健康评估结果制订的个性化干预计划旨在维持或提升个体的功能能力和总体健康状态，以防止可能发生的眼健康问题；最后，功能性健康评估强调赋权与参与，鼓励个体积极参与自身的眼主动健康管理，从而使个体更了解并掌控自己的健康状况。功能性健康评估使得眼主动健康管理更具个性化、动态性和主动性。

1. 生理功能评估

生理功能评估是对身体各个系统和器官的功能状态的全面评估。

（1）神经功能评估。

①视神经检查。评估视神经的健康状况，检查是否有视神经损伤或病变（如视神经萎缩、视神经炎等）。

②眼动控制测试。评估眼球运动的协调性，对诊断斜视、眼肌麻痹等眼病起着重要作用。

（2）心肺功能评估。心肺功能评估主要是对血液循环状态的评估。良好的心血管健康是维持眼部微血管供血的关键，对预防视网膜病变等眼病至关重要。

（3）手部功能评估。对手部功能（如握力、手指灵活性等）的评估，有利于了解患者在日常生活中处理细小物件（如戴眼镜、戴隐形眼镜等）的能力。

2. 心理功能评估

心理功能是指人在心理层面上的各种能力，包括认知、情感、意志等方面，它影响人的行为方式、决策过程以及与他人的互动。

（1）认知功能评估。认知功能的评估涉及信息处理、记忆力、执行力和注意力，这些能力对于视觉信息的处理至关重要。例如，执行功能障碍可能影响个体对视觉刺激的反应和处理，而注意力障碍可能影响视觉搜索和场景感知能力。评估工具（如记忆测试、注意力测试等）有助于识别与视觉相关的认知障碍，这些障碍可能是由神经退行性疾病或脑损伤引起的。

（2）情感功能评估。通过贝克抑郁量表和情绪反应测试，可以了解个体的情绪状态，这些情绪状态可能加剧视疲劳或加重干眼症状。情绪调节能力差可能导致压力管理不善，进而影响泪液的正常分泌和眼内压的稳定。

（3）意志功能评估。意志功能评估包括目标设定、动机和决策能力等，其对管理慢性眼病（如青光眼、糖尿病视网膜病变等）患者来说尤为重要。动机量表和执行控制测试（如斯特鲁普测试）可评估个体遵循眼部保健行为（如定期进行眼部检查和遵循治疗计划）的能力。

3. 社会功能评估

社会功能是指个体在社会中的角色、行为和互动方式，它体现了个体与社会环境之间的相互作用和适应性。社会功能包括人际关系、社会角色的扮演、社会参与和对社会规范的遵守等，其与眼健康的关系体现在以下 4 个方面。

（1）人际交往能力评估。良好的沟通技巧和人际关系对眼病患者的情绪支持和心理健康至关重要。社交技能测试、人际关系量表有助于识别视力障碍人群在人际交往中可能遇到的困难；同理心量表则有助于理解他们对他人情感状态的感知能力。人际交往能力评估可提供适当的社交技能训练和支持，有助于提高个体的社交参与度，从而提升他们的整体生活质量和自我效能感。

（2）社会角色适应评估。眼健康问题可能影响个体在家庭、工作和社会人际交往中的表现。利用角色承担量表和工作满意度调查等评估工具进行测评，可以了解视力损害对个体职业表现和家庭功能的影响机制，进而提供有针对性的职业疗法和心理支持，帮助个体更好地平衡工作和生活中的需求。

（3）社会参与度评估。社会参与对促进视力障碍人群的心理健康和社会适应性尤为重要。社会参与问卷和日常活动记录可以评估视力障碍人群的社会参与程度和休闲活动的参与情况。提高社会参与度可以增强个体的社会网络和社区支持，从而促使他们融入社会，促进其心理健康。

（4）对社会规范的适应性评估。视力障碍可能影响个体对社会规范的理解和遵守。社会规范认知测试和行为观察可以评估视力障碍人群在日常生活中的行为是否符合社会标准，以及他们如何适应社会规范的变化。这种评估有助于设计有针对性的教育和干预策略，以支持这类人群更好地融入社会。

4. 眼健康功能评估

眼健康功能评估包括视觉功能、眼球运动功能、调节功能及其他眼附属器功能等方面的评估。

（1）视觉功能。

①视力。通常通过标准视力表（如斯内伦视力表等）进行测试。在测试过程中，受测者站立或坐在一定距离（通常为6m）处，尝试识别不同大小的字母或符号。

②阿姆斯勒方格表。这是一个检测中心视力变化的工具，特别适用于监测年龄相关性黄斑变性等眼病的进展。受试者需观察一个包含均匀方格和中心点的网格图，注意图中是否有线条扭曲或缺失的现象。

③色觉。通过色觉测试（如石原氏色盲测试等）来评估能否正确辨别颜色。这类测试通常包含由彩色点组成的图案，其中隐藏着不同的数字或形状。

④对比敏感度。通过特殊的对比敏感度测试图表来评估个体对对比度变化的感知能力。

⑤视野。视野测试（如视野计测试等）用于评估视野范围和完整性，检测可能的视野缺失。

⑥立体视觉。通过立体视觉测试（如随机点立体图测试等）评估个体的深度感知和三维视觉。

⑦电生理检查。包括视网膜电图、视觉诱发电位等。这些检查有助于评估视网膜和视觉通路的功能，对某些视网膜病变和光感受器功能障碍的诊断特别重要。

（2）眼球运动功能。

①眼球运动。通过眼球运动测试以及遮盖－去遮盖、交替遮盖等方法评估眼球运动的协调性和眼肌功能，对诊断斜视、眼肌麻痹和追踪视物障碍等问题非常有用。

②眼位评估。通过角膜映光法等评估眼位异常。

（3）调节功能。测量眼睛在观察不同距离的物体时的聚焦反应，从而评估眼睛聚焦近处物体的能力。

（4）其他眼附属器功能。

①泪液分泌。通常通过泪膜破裂时间测定和希尔默试验来评估。

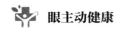

②眼睑闭合。通过临床观察及检查眼睑的功能（特别是在眨眼或闭眼时）来评估个体是否存在眼睑闭合不全等异常。

第四节　关键因素分析

在 EDU-HEALTH 眼主动健康管理中，第二步是"E"，即关键因素分析，其与第一步"H"（即健康评估）紧密相连，并为后续步骤奠定基础。

关键因素分析与健康评估相呼应。健康评估通过收集和分析个体的基本眼健康信息，识别出潜在的眼健康问题。而在关键因素分析阶段，这些问题被进一步探究，以确定导致这些眼健康问题的深层次原因。关键因素分析的输出结果是对个体健康影响因素的全面理解，包括生活行为习惯、生产生活环境、眼主动健康素养等。分析的结果直接影响需求评估和生活个性化分析等后续步骤，能确保这些步骤基于准确和全面的信息进行。

一、眼健康相关的生活方式分析

眼健康相关的生活习惯分析要点见表 3-3。

表 3-3　眼健康相关的生活习惯分析要点

因素	要点	示例
营养	个体营养状态评估	通过身体成分分析（如体重、体重指数等）和生化指标（如血糖、血脂等）评估，探寻营养不平衡可能对视力产生的影响，应特别关注维生素 A 和 Omega-3 不饱和脂肪酸等对眼健康十分重要的营养素
	饮食习惯评估	分析饮食日记和饮食历史，评估食物中抗氧化剂（如叶黄素和玉米黄质等）的摄入量，这些都是保护眼健康、预防黄斑变性的关键营养素
	膳食补充剂使用	评估是否需要使用针对眼健康的补充剂（如维生素 E 和锌等），这些维生素可以帮助降低患某些眼病的风险
运动	运动能力评估	通过体能测试评估心肺耐力和肌肉力量，了解运动改善血液循环、促进眼健康的机制
	运动习惯评估	记录运动频率和类型，如有氧运动可以改善心血管健康，进而可能减少患视网膜血管疾病的风险
	运动与生活协调	分析运动习惯如何与日常生活整合，以及这些习惯对管理眼部压力和促进视力保健的效果

续表

因素	要点	示例
睡眠	睡眠质量评估	使用工具（如匹兹堡睡眠质量指数）来评估睡眠的质量和模式，深入理解睡眠不足如何影响眼健康，尤其是干眼症和视力模糊
	睡眠环境评估	分析睡眠环境（如光线和噪声等）对眼部的影响，以及调整环境如何帮助个体减少眼睛疲劳
心理	心理健康状态评估	通过评估情绪稳定性和认知功能，了解心理状态影响眼健康的机制。例如，压力和抑郁可能通过生理途径加重干眼症
	心理行为习惯评估	分析应对和人际互动机制，以及它们是如何影响个体的视力保健行为的，特别是在应对慢性眼病（如青光眼等）时的适应性和管理能力
用眼习惯	屏幕使用情况	评估在电脑、手机等电子屏幕上的日常用眼时间，以及使用屏幕的具体场景（如工作、休闲等）
	阅读和工作习惯	考察阅读或工作时的光线状况、姿势、距离等因素
	休息与保护措施	评估是否定期休息眼睛，如是否实施"20-20-20"规则，以及是否使用抗蓝光眼镜等防护工具
	用眼习惯与健康的关联分析	探讨长期用眼习惯影响视力的机制；评估长时间用眼后眼睛的疲劳程度，以及是否有干涩、刺激或红眼等症状；探究长时间用眼是否增加了患眼病（如青光眼、白内障等）的风险

二、眼健康相关的环境分析

眼健康相关的环境分析要点见表3-4。

表3-4 眼健康相关的环境分析要点

因素	要点	示例
空气	室外空气质量监测	监测空气质量指数，了解颗粒物（PM10）、臭氧、二氧化氮等污染物水平，这些污染物可能刺激眼睛或加剧眼睛干燥症状，导致或加重干眼症和其他眼病
	室内空气状况	评估室内是否有尘埃、霉菌、烟雾或异味，使用甲醛检测仪和 CO_2 浓度监测器等设备，室内空气质量不佳可能导致眼部刺激和疲劳，影响眼健康
	天气变化	关注雾霾、沙尘暴等天气变化及花粉季节对眼健康的影响，这些天气变化可能引发过敏性眼病

续表

因素	要点	示例
水源	水源质量影响	水中的化学污染物（如铅和其他重金属）可能通过饮用进入人体，长期饮用可能影响眼健康
	水质报告检查	定期检查居住区域的公共水质报告，确保水质符合健康标准
光线	光照强度评估	评估日照时间和室内光照强度，确保足够的自然光照可以帮助个体维护视网膜健康和正常的昼夜节律
	光照变化管理	注意一天中不同时间的光照强度变化，以及季节性光照变化对眼健康的影响，不适当的光照强度可能导致视疲劳和损害眼健康
	人工光源和反射管理	管理人工光源和反射问题，特别是在使用电子设备时，应避免长时间暴露于不合适的光源下，以减少视觉压力
声音	声音环境评估	评估居住和工作环境中的噪声水平，过高的噪声可能通过影响睡眠质量或增加压力水平间接影响眼健康。长时间暴露于高噪声环境中可能导致压力反应增加，使血压升高，进而间接影响眼压。高噪声环境对青光眼患者尤为不利

第五节　需求评估

在 EDU-HEALTH 眼主动健康管理中，第三步是"A"，即需求评估，包括对个体的生活方式、行为习惯，以及心理和社会互动等方面需求的评估。需求评估不仅强调预防和促进眼健康的重要性，而且倾向于通过改善生活方式和增强个体的自我管理能力来避免眼健康问题的发生。相较于传统的以"治疗眼病"为中心的需求评估，EDU-HEALTH 眼主动健康管理策略的需求评估更注重让个体在维护眼健康方面发挥积极作用。

需求评估的目的是准确识别每个人的具体眼健康需求，包括生理、心理、社会和环境等多个层面的需求。通过全方位的需求评估，可以了解个体的独特健康需求和目标，为制订个性化、符合个体实际情况的健康干预计划提供依据。

一、需求评估的作用与实施

（一）需求评估的作用

需求评估在 EDU-HEALTH 眼主动健康管理中扮演着"明确目标"的角色，它将健康评估和关键因素分析中发现的问题及其原因凝练为具体的健康目标。

经过初步的健康评估和关键因素分析，医疗团队和个体已经识别一系列的眼健康问题和影响因素。在需求评估阶段，可确定最关键的眼健康目标。例如，针对个体长时间使用电子屏幕导致的视疲劳和干眼症，在进行需求评估时，焦点可能会集中在改善屏幕使用习惯和加强眼部休息上。

此外，需求评估不仅是简单地设定健康目标，还可制订全面而可行的眼健康计划，为准确实施眼健康干预措施提供依据。

（二）需求评估的实施

1. 创建"画像"

在健康需求评估中使用"画像"，可以帮助医生更精准地识别和满足不同人群的具体需求，从而提高医疗服务的效率和患者对医疗服务的满意度。

（1）"画像"的定义。所谓"画像"，其实是一个详细、虚构的个体或特定眼健康群体的模型。这个模型是基于实际数据和研究构建的，反映了该群体的典型健康行为、需求、偏好和挑战等。

（2）"画像"的作用。

①深入了解患者群体。帮助医生和卫生服务机构更准确地了解不同患者群体的特定眼健康需求。

②个性化眼健康服务。为医生制订个性化的治疗计划和健康干预措施奠定了基础，以更有效地满足患者的眼健康需求。

③改善沟通。为医生提供与不同患者群体进行有效沟通的机会。

④优化服务设计。帮助卫生服务机构设计更适合患者的服务计划。

（3）"画像"的构成。健康领域的"画像"通常包括以下 5 个方面。

①患者基本信息。包括年龄、性别、职业、教育背景等。

②健康状况。包括慢性病病史、疾病症状、治疗经过等。

③生活方式。包括饮食习惯、运动频率、心理健康状况等。

④行为习惯和态度。包括用眼行为习惯、对眼健康的认知和态度等。

⑤眼健康问题和需求。包括面临的主要眼健康问题和未满足的需求。

（4）"画像"的绘制过程。

①收集数据。通过患者访谈、医疗记录、健康调查等途径收集数据。

②分析数据。识别不同的健康需求模式和群体。

③绘制"画像"。为每个群体画出具体的"画像"。

④验证与完善。通过专家审查和个体反馈对"画像"进行验证和调整。

⑤应用与迭代。将"画像"应用于眼健康需求评估和眼健康服务设计中，并根据新数据和反馈进行更新。

2. 基于"画像"的健康数据分析

（1）审核"画像"。对已有的患者"画像"进行审核，确认其包含了必要的信息，如患者的基本信息、健康状况、生活方式等。

（2）完整性检查。对患者的"画像"进行完整性检查，确保其包含了充足、全面的数据，以便进行深入分析。

（3）提取关键信息。

①识别模式。从患者"画像"中识别眼健康行为、眼病发展趋势、生活习惯等模式。

②关注特殊健康指标。关注患者'画像'中的特殊健康指标，如视力、眼压、糖尿病风险等。

（4）关联分析。

①相互关系。分析不同健康指标之间的关系，如生活方式影响健康状况的机制等。

②人群细分。根据患者"画像"中的信息对目标群体进一步细分，如按年龄、性别、眼健康状况等进行细分。

（5）验证和补充数据。

①数据验证。对患者"画像"中的信息进行验证，确保其准确性和可靠性。

②补充研究。如有必要，通过额外的问卷调查、访谈或数据收集补充患者"画像"中的信息。

（6）识别眼健康问题和需求。

①识别眼健康问题。识别个体或群体面临的具体眼健康问题，如眼部疲劳、视力障碍等。

②明确需求。识别这些眼健康问题背后的需求，包括预防、治疗、康复、健康教育需求等。

③关注特殊群体。对于特定人群（如老年人、孕妇、儿童等），应特别关注他们特有的眼健康问题和需求。

3. 需求评估的特性

（1）全面性。

①多维度评估。需求评估应包括身体健康、心理健康、生活方式和社会环境等方面。

②考虑个体差异。考虑个体的年龄、性别、文化背景、生活条件等因素。

（2）准确性。

①数据准确。确保收集的眼健康信息（包括病史、生活方式等）准确无误。

②科学方法。应用科学的方法和工具（如问卷调查、生理指标测量等）进行需求评估。

（3）参与性。

①患者参与。鼓励患者积极参与评估过程，并提供真实的信息和反馈。

②沟通。与患者进行有效沟通，确保理解其需求和期望。

（4）持续性。需求评估不应是一次性的，而应定期进行，以监测健康状况的变化。

4. 验证与动态调整

需求评估通过验证与动态调整，可以保持其相关性和有效性，同时确保所提供的眼健康服务和干预措施能够最大限度地满足目标人群的实际需求。

（1）验证。

①验证眼健康需求。确认眼健康需求评估的结果是否准确地反映了目标人群的实际眼健康需求和状况。

②验证方法。

a. 专家审查。由医疗和健康领域的专家对评估结果进行审核，确保其科学性和合理性。

b. 患者反馈。直接从患者或目标群体中获取反馈，了解他们对评估结果的看法，确保评估结果符合患者的真实体验。

c. 试点项目。在小范围内实施基于评估结果的眼健康干预措施，并观察效果，以验证评估方法的准确性。

（2）动态调整。

①调整的作用。随着时间的推移和情况的变化，需求可能发生变化。动态调整可确保评估过程和干预措施能够适应这些变化。

②调整方法。

a. 持续监测。定期监测和评估目标群体的眼健康状况和需求。

b. 数据更新。及时更新眼健康数据，以了解最新的眼健康趋势和需求变化。

c. 灵活应对。对突发健康事件或新出现的需求快速响应，及时调整评估结果和干预措施。

二、需求评估的分类

（一）眼健康状况的需求

1. 维持性需求

维持性需求包括维持眼健康的需求和预防眼病的需求，如通过定期视力检查和佩戴适当的防护眼镜来防止紫外线和蓝光的伤害。

2. 治疗性需求

治疗性需求即针对已存在的眼健康问题或眼病的治疗需求，如近视矫正、白内障的手术治疗、青光眼的药物治疗等。

3. 康复性需求

康复性需求即针对恢复眼健康或改善视觉功能的需求，如视力康复训练和辅助视觉设备的使用等。

（二）眼健康干预的需求

1. 生理需求

生理需求包括营养的摄入、定期的眼部运动和充足的睡眠，可减轻视疲劳，提高视力。

2. 心理需求

管理与视力损失相关的压力和焦虑，提供心理咨询和支持，以帮助患者应对视力问题。

3. 社会需求

强调社会支持和参与，如通过参加视力健康教育活动和获取社区资源，促进患者与社会的互动。

（三）时间的需求

1. 短期需求

需要立即或在短期内解决的需求，如处理急性眼部感染或治疗炎症等。

2. 长期需求

需要长期关注和干预的方面，如慢性眼病管理、生活方式调整等。

（四）个性化及群体性的需求

1. 个性化需求

根据个人的眼健康状态和生活方式制订方案，如为眼病患者制订个性化的治疗和管理计划。

2. 群体性需求

根据特定群体（如老年人或儿童）的眼健康状态制订保健和预防方案。

（五）自我感知与专业的需求

1. 自我感知的需求

个人根据对症状的自我感知或经验来判断需求，如感觉眼睛疲劳或干涩时会寻求医生的帮助。

2. 专业的需求

由眼科医生根据临床评估确定的需求，建议患者进行定期眼底检查或视力矫正。

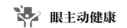

第六节　生活个性化分析

在 EDU-HEALTH 眼主动健康管理中，第四步是"L"，即生活个性化分析。生活个性化分析的核心是确保后续治疗计划能在专业医疗需求和个人偏好之间找到平衡点。

一、生活个性化分析的作用和意义

在 EDU-HEALTH 眼主动健康管理中，生活个性化分析旨在通过对个体生活方式的分析，创造一个更加符合个体需求和偏好的眼主动健康管理系统，从而提高计划的有效性和个体的参与度。

生活个性化分析确保治疗和健康建议能够与个人的生活方式、习惯及文化背景相融合，从而制订出既科学又实用的个性化眼健康计划。这样的计划不仅易于被个体接受，而且更易于使个体长期坚持。

此外，生活个性化分析注重提高个体的自我管理能力，鼓励个体成为自身眼主动健康管理的主动参与者，而非被动接受者。这种主动性的增强不仅提高了个体对健康计划的依从性，也有助于培养个体的眼健康意识。

总之，通过 EDU-HEALTH 眼主动健康管理中的生活个性化分析，为个体提供了一个更为细致和贴合个人实际情况的眼主动健康管理方案，不仅提高了健康计划的实用性和有效性，也有助于促进个体对自身眼健康的主动管理及长期性的眼健康状况的改善。

二、生活个性化分析的内容

（一）眼健康干预设备分析

1. 眼健康设备的获取

评估个体能否轻松获取所需的眼健康干预设备，如护眼灯、视力矫正器具、雾化治疗仪、空气加湿器等。

2. 眼健康技术的适应性

考虑个体对技术的适应能力，比如是否能够熟练使用眼健康监测应用程序或干预设备（如智能眼镜等）。

（二）个人偏好分析

1. 活动类型

分析个体对不同类型活动的偏好，如是否进行户外散步、是否定期做眼保健操、是否进行视力保护训练等。

2. 饮食习惯

评估个体的饮食偏好，尤其是对眼健康有益的食物摄入情况，如是否摄入富含维生素 A 和 Omega-3 的食物。

3. 日常安排和时间管理

分析个体的日常安排和时间管理能力，确保眼健康干预计划与其生活节奏相协调。

（三）经济状况分析

1. 经济能力

分析个体的经济条件，了解他们承担眼健康干预相关费用的能力。

2. 成本和疗效分析

分析不同干预措施的成本和疗效，确保医生提出的眼健康建议的费用在患者的经济承受范围内。

（四）环境因素分析

1. 居住环境

分析个体的居住环境，如室内光照条件、电子产品使用环境，以及居住环境对个体运动和健康活动的影响。

2. 社区资源

分析个体所在社区的眼健康资源（如近视防控中心、健康服务机构等）的可利用性。

（五）文化背景和社会支持分析

1. 文化背景

分析个体的文化背景对其生活方式和健康行为的影响。

2. 社会支持

分析个体在执行眼健康干预计划时能得到的家庭和社会支持。

（六）信息获取及学习方式分析

1. 信息获取偏好

分析个体获取眼健康信息的渠道和偏好，如通过互联网、书籍、媒体或社交网络等渠道获取眼健康信息。

2. 学习方式偏好

分析个体更倾向于哪种学习方式，如视觉学习、口头交流或实践操作等。

（七）社交影响因素分析

1. 互动方式

分析个体倾向于何种社交互动方式，如面对面交流、电话交流或社交媒体交流等。

2. 活动类型

分析个体更喜欢参与哪些类型的社交活动，如健康讲座、社区眼健康活动等。

3. 目标群体

分析目标群体的特点如何影响眼健康干预方案的实施，如周围人群的作息规律、喜好等。

第七节　治疗决策

在 EDU-HEALTH 眼主动健康管理中，第五步是"T"，即治疗决策。治疗决策的特点是以个体为中心，将个体的偏好、价值观和生活方式纳入考量，构建真正个性化的眼健康治疗方案。其强调从单向医学决策转向多维度协同决策，即不仅关注临床治疗本身，还整合用眼行为调整、心理健康维护及社交支持等要素，形成覆盖预防、干预、管理的全周期闭环。通过早期筛查和风险预警机制，在控制现有眼病的同时，主动调控潜在的眼健康威胁，实现从"治病"到"治未病"的转变。

治疗策略的实施依托多学科协作与患者深度参与的双重驱动机制。眼科医生、视光师、营养师、心理咨询师等跨领域专家基于共享数据协同制订治疗方案，以确保治疗方法与个体的生活环境、职业需求等现实条件精准适配。个体不再是治疗的被动接受者，而是通过信息共享和双向沟通全程参与决策的主动参与者，其治疗依从性与主观能动性成为疗效提升的关键因素。通过优化个体眼健康管理的精准性和系统性，最终实现降低医疗成本、提高生活质量、促进整体眼健康的目标。

一、治疗决策的作用

在 EDU-HEALTH 眼主动健康管理中，治疗决策被称为制订规划的阶段。这个阶段的核心是将前期的评估和分析转化为具体的治疗方案和行动计划，确保眼主动健康管理措施的实际执行和效果。

（1）制订既符合医疗标准又贴合个体实际情况的治疗方案。根据个体的健康状况、需求、生活习惯及偏好，医疗团队可通过信息化技术支持，确定最适合的治疗方法，包括选择合适的药物治疗、调整生活方式、进行心理咨询或实施其他眼健康干预措施等。

（2）设定具体且可量化的健康目标。例如，为青光眼患者设定明确的眼压控制目标，并制订相应的饮食、运动和药物治疗计划。

（3）强调个体在决策过程中的主动参与。无论是通过医疗团队的协助，还是依赖信息化技术支持，治疗决策都鼓励个体积极参与治疗方案的选择和制订。个体的参与不仅提高了其对治疗计划的理解和接受度，也增强了他们对眼主动健康管理的主动性和责任感。

二、治疗决策的实施

治疗决策的目标包括结果目标和行动目标，这两者虽然紧密相关，但是在治疗计划中具有不同的重点和作用。

（一）结果目标

1. 定义

结果目标是干预计划的最终目标，是指通过实施干预措施而达到的具体眼健康状态或效果。结果目标通常是长远的，具有结果导向性，并可通过特定的眼健康指标来衡量。

2. 结果目标与健康需求的区别

健康需求通常描述的是个体或群体当前的眼健康状况和需要改善的领域，一般由特定的眼健康问题、风险因素或环境因素引起。结果目标则是为了满足这些需求而设定的具体成果，通常更具体、有期限，并且可以通过特定的指标来衡量。

3. 特点

结果目标着眼于治疗计划的终极成果，如缓解眼部症状、提高视力、提高生活质量、改善眼健康指标等。

4. 具体结果目标

（1）身体健康目标。如降低血压、减轻体重、改善血糖水平等。

（2）心理健康目标。如减少焦虑、提升应对人际关系的技巧等。

（3）社会健康目标。如改善家庭关系、增强社交技能、提高社区参与度等。

（4）眼健康目标。如提高视力、减少假性近视、改善眼部不适等。

（二）行动决策

1. 定义

行动决策是为了达到目标而计划采取的具体步骤或行为。行动目标通常更具体，具有短期性和可执行性。

2. 特点

行动决策强调具体的干预措施，如日常行为、治疗依从性、生活方式的改变等。

3. 具体行动目标

（1）教育和认知目标。如增加眼健康知识、改变对眼健康行为的态度等。

（2）技能发展目标。如学习眼部护理技巧、掌握有效的运动技能等。

（3）社会支持目标。如建立眼健康支持小组、鼓励家庭成员参与等。

（4）环境改变目标。改善学校和工作场所的照明和湿度条件，以保护眼健康。

（5）社交目标。定期参加由社区健康中心或眼科诊所举办的视力保健社交活动。

（三）结果目标与行动决策的联系

虽然结果目标和行动决策在性质上有所不同，但是它们在干预计划中是相辅相成的。行动决策是实现结果目标的手段，通过明确、具体的日常行动指导个体逐步朝预期的眼健康结果前进。正确地理解两者之间的关系，有助于确保眼健康治疗策略的有效性和成功率。

三、治疗决策制定的 SMART 原则

SMART 原则包括具体（specific）、可测量（measurable）、可达成（achievable）、相关（relevant）和时限（time-bound）5 个方面。SMART 原则不仅帮助个体明确目标，还确保这些目标是可实现和易于监测的。通过下面的例子，我们可以深入了解如何将 SMART 原则融入眼健康管理计划中。

（一）具体

目标明确且易于理解。如一个长期使用电脑的职场人士将眼健康目标设定为减少干眼症状，具体做法包括每天使用人工泪液 4 次，每用眼 50 分钟就休息 10 分钟，以减轻视疲劳。

（二）可测量

使目标的进展和结果量化。例如，在具体目标设定后，可以通过定期的眼科检查记录泪膜破裂时间的改善程度和干眼症状的减轻程度，以提供量化的进度监控。

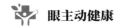

（三）可达成

目标的实际可行性，如定期使用人工泪液和调整工作习惯已被证实能有效缓解干眼症状。

（四）相关

强调目标与个体眼健康状况和需求之间的紧密联系。对于频繁使用电脑的人来说，减少干眼症状不仅能提高工作效率，也有助于保护视力。

（五）时限

时限赋予了目标明确的时间框架。如为减轻干眼症状这个目标设定 6 个月的时间限制，激励个体持续跟踪进展并保持动力。

SMART 原则的应用不仅提高了个体实现眼健康目标的可能性，而且增强了个体对眼主动健康管理过程的掌控感。

第八节　健康行动实施

在 EDU-HEALTH 眼主动健康管理中，第六步是"H"，即健康行动实施。健康行动实施是眼主动健康管理策略中的一个关键环节，它将健康计划转换为日常的具体行为和活动，目的在于改善和维护个人的眼健康状况。这一阶段强调个体的主动性和自我管理，即个体需要积极地参与和主导自己的眼健康行为。健康行动的实施具有持续性、长期性、综合性和多方位性（如身体、心理、情感及社交健康等各个方面）的特征。

一、健康行动实施的作用

健康行动实施是实现眼健康目标的实践阶段，它将理论转化为具体行动，是个体在眼主动健康管理中将理想转化为现实的关键环节。健康行动的实施使眼健康的目标更具体、可操作。通过健康行动的实施，个体能够达成健康目标，同时在更广泛的层面上提高整体健康水平。

二、健康行动的具体实施

（一）资源准备与配置

准备和配置眼科资源是执行健康行动的前置步骤。合理分配物质资源和时间资源可以确保眼健康管理工作的顺利进行；获得专业的信息资源和咨询服务有助于提高健康行动实施的有效性；社会支持和金融支持则为持续实施健康行动提供动力和必要的资金保障。制订详细的资源获取和分配计划，可以确保在有限的预算和时间内实现眼健康目标。

资源的配置应进行细致的规划。首先，根据健康计划的具体需求确定所需的资源类型和数量。接着，需要制订一个详细的资源获取和分配计划，考虑如何在有限的预算和时间内最有效地使用这些资源。例如，制订时间表来平衡工作、生活以及健康活动之间的时间安排；寻找健身伙伴、加入健康社群或与家人、朋友共同设定眼健康目标，从而建立支持网络；制订预算计划，考虑长期和短期的眼健康费用支出。最后，不断评估和调整资源配置策略，确保能够有效地支持眼健康计划的实施。

要成功实施眼健康行动计划，需要以下 5 个方面的支持。

1. 物资支持

（1）视力保护设备。如抗蓝光眼镜、可调节光线强弱的台灯等。

（2）视力检测工具。如视力表、眼压计、便携式视力检查设备等。

（3）眼部保健用品。如人工泪液、眼部按摩器，以及用于舒缓眼部疲劳的热敷眼罩等。

2. 时间支持

（1）日常安排。安排用于眼部休息、眼部锻炼的时间，并定期做眼科检查。

（2）长期计划。制订并执行改善或维护视力的长期健康计划，如定期进行眼健康评估。

3. 信息支持

（1）专业知识。通过阅读眼健康相关书籍、观看教学视频、访问专业眼科医生的网络平台或使用专门的眼健康应用程序来获取。

（2）专业咨询。获得眼科医生、验光师的诊断和治疗建议，以及其他眼健康专家的指导。

4. 社会支持

（1）家人和朋友。家人和朋友的理解和支持至关重要，如陪同个体就医或提醒其做眼部运动和休息。

（2）社会团体。加入眼健康关怀小组或视障支持团体，与经历相似的人交流经验，互相激励。

5. 资金支持

（1）预算安排。为购买眼部保健产品、支付眼科治疗费用等准备资金。

（2）保险和医疗计划。确认健康保险中含有眼科治疗和常规眼科检查的项目，以减轻医疗费用的负担。

（二）眼健康计划的实施步骤

1. 制订眼健康计划的目标

将眼健康目标分解为具体、可执行的行动点。例如，如果目标是减少视疲劳，那么具体措施可能包括每小时进行 5 分钟的眼部放松练习和每晚使用热敷眼罩等。

2. 制订行动计划

为每个行动点制订详细的实施计划，包括活动的类型、频率、时长和强度等。例如，可以设定每日使用抗蓝光眼镜的时间，并计划每周至少参加 2 次专门的眼健康讲座。

3. 实施眼健康计划

（1）逐步实施。逐渐增加眼健康行动的强度和频率，如初期每天进行 1 次眼部运动，往后逐渐增至每天 3 次。

（2）日常融合。将眼健康行为融入日常生活，如在工作间隙做眼保健操，使其成为日常习惯。

4. 监控和调整眼健康计划

（1）记录进度。记录每天的眼健康行动，观察视疲劳、记录视力检测结果等，并监控关键结果指标，如视力变化等。

（2）监测身体信号。关注眼部的反应，如干涩、充血等，以避免过度用眼。

（3）定期评估。定期评估计划的实施进度，将实际结果与设定的健康目标进行比较，判断是否按计划进行。

（4）灵活调整。根据实际情况调整计划，如在季节变化时调整室内光照条件等。

（5）应对挑战。识别和解决影响眼健康计划进度的障碍，如及时更换不适合的眼镜框或镜片等。

5. 持续激励

（1）设定短期目标。设定可达成的短期目标，如每半年进行 1 次全面的眼部健康检查。

（2）寻求支持。与家人、朋友分享眼健康计划实施的进展，获取鼓励和支持，或加入眼健康社区，寻求社会支持。

（3）阶段性奖励。在达到某个阶段性目标时，奖励自己 1 次专业的眼部 SPA 或购买新的护眼产品。

6. 长期维护

（1）设定长期眼健康目标。根据短期目标的成效设定长期眼健康目标，如年度内改善或维持既定的视力标准。

（2）适应性调整。根据生活变化调整健康计划，以适应不同阶段的眼健康需求。

（3）习惯堆叠。将新的眼健康习惯与已有习惯相结合，如每晚阅读（已有习惯）前进行 10 分钟的眼部按摩（新习惯）。

（三）持续开展眼健康教育

持续健康教育是培养可持续眼主动健康行为的基础。增强眼健康意识、提供必要的眼健康知识、培养相关技能，以及构建适当的学习和实践环境，均是形成并维持健康行为的驱动力，是实现持久健康生活方式的关键。持续的眼健康教育包括以下 4 个方面。

1. 提高终身眼主动健康管理意识

（1）培养眼健康意识。通过阅读、研讨和参与有关眼主动健康管理的活动，不断提高对终身眼主动健康管理重要性的认识。

（2）自我反思和评估。定期对自己的用眼健康习惯和生活方式进行反思和评估，增强自我管理的意识。

（3）对生活方式的全面考虑。将眼健康视为一种生活方式，融入日常生活。

2. 更新眼健康知识

（1）持续学习。通过参加眼健康教育课程、订阅眼健康杂志、参与眼健康讲座和研讨会等方式，不断更新眼健康知识。

（2）关注科学研究。关注最新的眼健康医学研究，了解眼健康新趋势和新发现。

（3）利用数字资源。利用互联网和社交媒体平台获取可靠的眼健康信息和资源。

3. 提高健康技能

（1）实践技能培训。参与实际的眼健康技能培训，如学习正确的用眼习惯和眼部放松技巧等。

（2）提高自我管理能力。学习如何有效地管理个人的眼健康，包括定期自我检查视力和认识常见眼病及掌握相关预防措施。

（3）体验式学习。参与眼健康挑战活动和互动式眼健康展览，提高个体对眼健康管理的兴趣和参与度。

4. 眼健康互助支持教育

（1）建立健康社区。参与或创建眼健康团体和眼健康社区，共享经验、信息和资源。

（2）互助学习。与同伴一起学习、分享眼健康知识和经验，营造互助学习的环境。

（3）参与团体活动。如定期的社区健康步行活动等，这些活动有助于减轻视疲劳。

（四）团队协作与沟通

通过与医疗团队、家人、朋友，以及眼健康社区或团体的有效沟通，个体能够准确地传达自己的眼健康需求、目标和顾虑，从而获得必要的支持和资源。这种双向沟通确保了眼健康计划制订和实施的准确性和可行性，同时鼓励个体分享经验和策略，这不仅增强了个体应对眼健康问题的能力，还促进了群体间的互助和学习。

1. 与医疗团队的协作与沟通

首先，个体应积极参与医疗决策，明确表达眼健康的目标和顾虑，同时主动提问并探讨治疗方案。其次，持续的跟踪和反馈对于评估治疗效果和调整治疗方案至关重要。最后，个体要确保及时提供准确的医疗信息，包括病史和用药情况等，以帮助医疗团队制订个性化的治疗方案。

2. 与家人、朋友的协作与沟通

首先，个体应与家人、朋友分享自己的眼健康目标，并解释为什么这些目标对自己很重要。其次，寻求家人、朋友的理解和支持，请求他们鼓励和协助自己完成这个目标，特别是在改变生活方式方面。最后，鼓励家人和朋友一同参加眼健康活动，以共同建立眼健康意识和积极的生活方式。

3. 与社区和团体的协作与沟通

个体应积极参与眼健康社区的眼健康促进活动和加入眼健康团体，参加眼健康讲座等，以拓展社交网络。在此过程中，个体可分享自己的眼健康经验和困难，同时倾听他人的经验，从中学习眼健康知识并互相鼓励。此外，与眼健康社区和眼健康团体建立互助关系，共享信息、资源，构建一个支持性的社区环境，有助于个体更好地管理自己的眼健康。

三、眼健康行动实施结果评价

在眼健康计划的执行过程中，结果评价贯穿始终。当结果评价提供了关于行动实施效果的重要信息，这些信息可以用来调整和优化眼健康计划。结果评价表明某些行动未能达到预期效果时，即可进行调整；相反，如果某些行动显示出良好的效果，那么就可以继续执行或加强这些行动。行动实施—结果评价—计划调整，这个过程形成了一个持续改进的循环。行动实施提供了结果评价的基础，结果评价指导健康计划的动态调整，而动态调整的结果是未来行动实施的依据。通过这种循环，眼主动健康管理计划可以持续地适应个体的需求和环境变化，从而更有效地促进个体的眼健康。具体来说，健康行动实施中的结果评价包含以下 6个方面。

（一）设定评价标准和指标

在实施眼健康计划前，应明确与眼健康相关的评价标准和指标，如视力改善

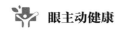

程度、眼压控制情况等。这些指标应与眼健康计划的目标紧密相关,如屈光不正的矫正、干眼症状的缓解等。

(二)定期收集数据

根据设定的指标,定期收集相关数据,如眼科检查结果、视力测试记录、用户自我报告的症状日志等。数据收集频率应根据目标来设定,如每次眼科检查、每月或每季度的自我评估等。

(三)分析和比较数据

将收集的数据与眼健康计划实施前的基线数据进行比较,分析视力是否有所改善、视疲劳是否减轻、眼健康状况是否有明显改善等。分析应包括量化指标(如视力的具体改善程度)和定性反馈(如日常生活中眼部舒适度的改善)。

(四)调整健康计划

基于评价结果,对眼健康计划进行必要的调整。若某些措施效果良好(如特定的眼部锻炼、眼部按摩技术等),则应加强这些措施;若某些措施未达预期效果(如眼药水的使用频率等),则可能需要调整使用频率或尝试其他治疗方法。这需要定期与眼科医生沟通,以确保眼健康计划的科学性和适应性。

(五)持续监测和支持

持续监测个体的眼健康状况,并提供相应的教育和心理支持,帮助个体应对眼健康管理中遇到的困难,维持眼健康行为的长期性。通过眼健康管理应用程序提供阶段性反馈,帮助个体追踪和管理其视力和其他眼健康指标。

(六)反馈循环

建立一个有效的反馈循环,确保个体在整个眼健康管理过程中持续获得情况反馈和调整建议。在关键时间节点进行阶段性评估,并提供个性化反馈和指导,以提高个体对眼健康计划实施成功的信心和满意度。

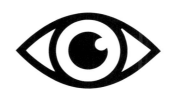

第四章

眼主动健康支持技术

随着医疗技术的飞速发展，眼科领域从传统的以"治疗眼病"为中心的模式逐步发展为以"预防和个性化诊疗"为中心的眼主动健康模式。眼主动健康支持技术体现了眼科服务领域的新发展，它强调以个体为中心，利用相关技术提高眼科医疗服务质量。通过这些技术的运用，个体不仅能够预防眼病，还能在日常生活中更加积极有效地管理眼健康，从而保护视力，提高生活质量。本章将全面分析当前眼科领域最先进的技术，详细探讨这些技术的应用及其对未来眼健康管理的潜在影响。

第一节　眼主动健康支持技术的发展

长期以来，传统眼科医疗模式主要集中应用在眼病的诊断和治疗上，其关注点在于如何应对已经出现的眼健康问题。尽管在应对急性眼病和执行必要的眼科干预措施方面，传统眼科医疗模式取得了显著的成效，但是在预防视力问题和促进长期眼健康方面却有局限性。在传统眼科医疗模式下，个体往往是在眼健康出现问题后才寻求眼科医疗的帮助，而对于预防眼健康问题的措施却不够重视。

随着健康观念的转变和医疗技术的进步，眼科领域正经历着一场重要的变革，即从传统的以"治疗眼病"为中心的模式逐步发展为以"预防和个性化诊疗"为中心的眼主动健康模式。在眼主动健康模式下，通过运用现代科技（如可穿戴视力监测设备、智能眼健康应用程序等），个体能够积极地追踪和管理自己的眼健康问题。同时，眼科服务提供者在这一模式中也承担了新的职责，他们不仅是治疗眼病的专家，更是眼健康的顾问和引导者，协助个体制订并执行个性化的眼健康计划。

眼主动健康模式还强调多学科的综合管理，涉及营养学、心理学等学科。因此，眼健康是一个多维度的概念，需要综合多方面的因素才能改善眼健康状况，促进眼主动健康模式的发展。

总之，从传统眼科医疗模式到眼主动健康模式的转变，反映了人们对眼健康认识的转变。在这一发展过程中，现代科技的应用起到了至关重要的作用，不仅提高了眼科服务的效率和个性化水平，还使得个体能够更加积极主动地参与自己的眼健康管理，从而改善眼健康状况，提高生活质量。

第二节 眼主动健康支持技术的种类与应用

一、眼主动健康监测技术

（一）眼主动健康监测技术的特点

眼主动健康监测技术主要体现在可穿戴设备上，可穿戴设备已成为眼健康管理的一个重要组成部分，发挥着关键作用。这些可穿戴设备包括智能眼镜、专用的视力监测设备等，它们通过提供实时的眼健康数据，为个体主动管理眼健康提供条件。

可穿戴眼健康设备通过集成的传感器和智能技术，能够持续监测个体的多种视力相关参数，如眼球运动、眼压等，甚至可以监测视疲劳的程度。除了提供基础的视力检测功能，众多可穿戴的眼健康设备还配备了更深入的眼健康管理工具。例如，某些设备能够追踪个体使用屏幕的时长和阅读习惯，从而协助医生为个体制订个性化的护眼计划。此外，一些先进的智能眼镜能够根据环境光线的变化提供建议，指导个体在不同光线环境中保护视力。

可穿戴设备能够客观地量化近视过程中的环境因素，如用眼距离、坐姿时头部的倾斜角度、光照强度、近距离工作时长、平均持续近距离用眼时长、户外活动时长等。同时，这些设备还能收集和分析相关环境因素的数据，以明确这些因素对儿童和青少年近视的发生、发展的影响。基于这些信息，可以有针对性地采取干预措施，以降低近视的发生率，减缓近视的发展速度。随着科技的进步，常用的评估环境因素的设备有 Rangelife、云夹、Hobo、FitSight 等。

目前，可穿戴技术在眼科领域得到了广泛的应用。例如，智能隐形眼镜能够监测个体用眼的环境、习惯及眼压的变化，并辅助青光眼治疗；智能框架眼镜通过内置的传感设备，可以监测个体近距离用眼的时间、户外光照强度，以及电子产品的使用情况，有助于制订个性化的近视防控方案；云夹能够实时监测儿童和青少年的用眼姿势和环境，并利用人工智能进行分析和提醒，以帮助个体预防近视，减缓近视的发展速度；"AI眼宝"App可监测个体的读写姿势、光线条件和用眼时间，并通过语音提示来提醒个体健康用眼，减缓近视的进展。这些可穿戴设备与线上平台相结合，实现了近视防控信息的共享和实时监测，从而提高了早期干预的效果。

可穿戴眼健康设备不仅使眼健康管理变得更加便捷和高效，还提高了个体的视力保护意识和生活质量。随着眼主动健康监测技术的不断发展和创新，可穿戴设备在眼主动健康管理中的作用和影响也将进一步增强。

（二）眼主动健康监测技术的种类及应用

1. 智能手环和智能手表

在科技创新和市场需求的双重推动下，智能手环和智能手表技术得到了迅速发展，并被广泛应用于健康管理领域。从最初的基础通信与信息管理功能，到如今能够实现健康监测、高级运动追踪等多样化功能，智能手环和智能手表已逐步成为功能丰富、多用途的智能设备。

（1）屏幕使用时间监控与提醒。随着电子设备的普及，越来越多的人因过度用眼而出现视疲劳问题。智能手环通过应用程序监控个体的屏幕使用时长，并定时提醒个体遵循"20-20-20"规则休息。例如，智能手环和智能手表可以设置每20分钟振动提醒1次，提示用户远眺或闭眼休息，以减轻长时间注视屏幕造成的视疲劳。

（2）睡眠质量监测。优质的睡眠对眼健康至关重要，因为在睡眠期间眼睛能够得到充分的休息。智能手环通过监测个体的睡眠模式，包括深睡时间、睡眠中断次数等，帮助个体了解自己的睡眠质量。此外，智能手环和智能手表还能根据收集到的数据提供改善睡眠的建议，如调整睡眠环境的光照和噪声水平，确保眼睛获得充分休息，从而改善眼健康状况。

（3）保持适当的光照强度。在不适宜的光照条件下阅读或使用电子设备，会增加眼睛的负担，导致视疲劳。智能手环和智能手表可以通过内置的环境光传感器监测个体所处环境的光线强度，当光照过强或过弱时，这些设备会提醒个体调整光源或移动到更适宜的光照环境中，以保护眼睛免受不良光线的影响。

（4）定期进行眼部锻炼。眼部锻炼对预防和减轻视疲劳有重要作用。智能手环和智能手表可以定时提醒个体进行眼部锻炼，如眼球转动、焦点变换等，以增强眼肌力量，促进眼部血液循环。

（5）数据追踪和健康报告。智能手环和智能手表能够收集和分析个体的健康数据，包括屏幕使用时间、睡眠质量、活动水平等，这些信息对个体了解和改善眼健康状况非常有价值。个体还可以通过查看设备提供的健康报告，了解自己的生活习惯对眼健康的影响，以及时调整日常行为，如减少使用屏幕的时间、改善睡眠习惯等。

2. 智能眼镜

智能眼镜的发展历程体现了眼健康监测技术从专业应用向日常应用的转变。20世纪90年代，虚拟现实技术的出现奠定了智能眼镜产生的基础；21世纪10年代，Google Glass 和 Microsoft HoloLens 得到飞速发展，智能眼镜逐渐成熟；21世纪20年代，智能眼镜在消费市场中崭露头角，实现了健康监测和增强现实体验等功能，成为个人眼健康管理的重要工具。智能眼镜的发展历程不仅反映了科技的进步，也体现了智能穿戴设备在人们生活中的重要性。

（1）蓝光过滤与环境光适应。借助先进的蓝光过滤技术，智能眼镜能够有效地阻隔有害蓝光，减轻长时间使用电子设备对眼睛的潜在伤害，还有助于提高睡眠质量。此外，智能眼镜能够依据周围环境光线的强度，自动调节镜片的亮度和对比度，确保个体无论在室内还是室外都能享受到舒适且安全的视觉体验。

（2）视力数据监测与健康提示。智能眼镜内置的高精度传感器能够实时监测个体的眼部活动和眼健康状态，如眨眼频率、眼睛持续注视屏幕的时间等。基于这些数据，智能眼镜可以提醒用户适时休息，避免眼睛过度疲劳。这些及时的健康提示对预防干眼症和保持良好的眼健康状态具有重要作用。

（3）睡眠质量改善。智能眼镜的夜间模式可减少蓝光暴露，从而减少个体在夜间使用电子设备对睡眠质量产生的负面影响。智能眼镜通过调节镜片过滤有害光线，为用户提供了一个更健康的使用电子设备的环境。

（4）辅助视觉功能。对视力有障碍的个体来说，智能眼镜的视觉辅助功能

（如放大、高对比度显示等）能够显著改善其视觉体验。这些功能通过增强现实技术实现，帮助用户更清晰地识别眼前的物体，从而提高其生活自理能力。

（5）自动调节镜片度数。智能眼镜内部配备的自适应光学传感器可满足老视患者的视觉需求。个体看远距离、中距离和近距离时，智能眼镜可通过个体发出的指令调整镜片的度数。这个功能对视力调节功能下降或白内障术后的人群尤其适用，可根据个体的视觉需求和调节补偿需求设定相应的镜片度数，或根据个体的用眼需求转换镜片度数。

3. 智能头盔

智能头盔的发展是科技进步在提高安全性方面的体现。最初的智能头盔专注于基础防护，后来逐渐整合了通信和娱乐功能，增强了骑行体验。进入21世纪10年代，智能头盔不仅在安全性上得到了进一步提升，还开始引入健康监测功能（如心率和体温监测等），帮助个体实时掌握自身的健康状况。此外，智能头盔的环境监测功能（如空气质量监测等），可提醒个体避免进入空气污染严重的区域，保护个体的呼吸系统健康。因此，智能头盔不仅是保护工具，更是健康管理的有效装备。智能头盔技术虽然在中国起步较晚，但是近年来迅速发展，国内厂商推出的智能头盔也整合了健康和环境监测功能，满足了消费者对安全与健康的双重需求。

（1）高级蓝光过滤、环境光线调整。智能头盔利用先进的显示技术，能在保证图像质量的同时有效地过滤有害蓝光，减少对眼睛的伤害，还能改善睡眠质量。同时，该设备能根据环境光线自动调整亮度和色温，为使用者提供舒适的视觉体验，缓解视疲劳。

（2）个性化视觉支持。智能头盔可通过内置的高精度传感器精准识别个体的视觉需求，并实时调整显示效果以适配个体的视觉偏好，如自动调节焦距和放大文字等。这项功能对于视力障碍者尤其有益，能够为其提供更为个性化和舒适的视觉体验。

（3）动态视觉健康监测。智能头盔可通过内置的高精度传感器监测个体的眼动情况、注视时间和眨眼频率等数据。例如，Apple Vision Pro不仅能提供实时的健康提示（如定时休息提醒），还能长期跟踪个体的眼健康状况，及时发现潜在的视觉问题。

（4）沉浸式视觉保护模式。智能头盔，特别是具有虚拟现实和增强现实功能的头盔，不仅仅是为了娱乐和提高工作效率，还提供了一种全新的视觉保护模式。该模式通过模拟自然环境和光线，旨在减轻长时间处于人造光环境中给眼睛带来的负担，为个体创造一个更为健康的视觉环境。

（5）视疲劳缓解程序。智能头盔可通过多种缓解视疲劳的程序（如引导式眼部锻炼和调节视觉焦点的练习等），缓解个体在长时间使用电子设备后的视疲劳，促进眼健康，减少干眼和视物模糊等问题。

4. 视力监控工具

国际市场上，Eye Care Plus 和 Blink 等应用已经成为许多个体管理视力健康的重要工具。这些应用提供了从视力测试到眼部锻炼、从健康信息获取到个性化视觉改善计划等一系列服务。例如，Glassesoff 通过特定的视觉训练程序帮助个体提高阅读能力并减少对阅读眼镜的依赖，体现了个性化健康管理的趋势。这些应用工具利用最新的科学研究成果和技术创新，功能得到了不断扩展，帮助个体不断提高视力健康水平和生活质量。

在中国市场，小睛保和护眼宝等本土应用工具在眼健康管理领域得到了显著的发展。它们不仅为个体提供视力测试和眼部锻炼指导，还加入了儿童视力保护提示和使用电子设备的健康建议等功能。这些应用紧密结合中国家庭对儿童眼健康的关注点，帮助家长和孩子共同维护视力健康。

目前，依据青少年的角膜地形图和屈光数据，应用人工智能研发出无接触、个性化角膜塑形镜免试戴配镜法，以及人工智能对角膜影像进行分析后确定适合的近视手术方案等，已经取得了一定的成果，如 Lavric 团队基于 CNN 开发了 KeratoDetect 算法，经过训练，该算法可以从角膜断层显像中精准地检测圆锥角膜，把屈光手术的风险降到最低，并能监测圆锥角膜的进展。Xie 等人基于深度学习架构研发的 PIRSS 系统，可以对准备接受角膜屈光手术的患者进行筛查，以排除存在术后继发角膜扩张风险及圆锥角膜的患者。利用人工智能进行术前筛查，能够有效降低角膜屈光手术术后并发症的发生率，降低手术风险。同时，人工智能还可以预测全飞秒激光近视手术的列线图，预测手术后的安全性，帮助患者通过手术获益。未来人工智能在近视屈光手术的术前筛查、术后预后预测及并发症监测等方面有着广泛的应用前景。

随着技术的持续发展和人工智能的深入应用，未来的眼健康管理 App 有望提供更加精准和个性化的服务。这些应用将能够更好地分析个体的视力健康数据，结合个体的健康历史数据和生活习惯，提供个性化的眼健康管理建议。未来，人工智能的应用还可能加入更多互动和社交功能，如支持个体向眼科医生在线咨询，甚至实现远程眼科检查，使得眼健康管理更加便捷、高效。

无论是在国际市场还是中国市场，眼健康管理 App 都在通过不断的技术创新和服务优化，为个体提供更多样化和高质量的视力保护解决方案。这些应用的发展不仅促进了个人眼健康管理的普及，也为全球眼健康事业的发展贡献力量。

二、眼主动健康大数据分析技术

（一）眼主动健康大数据分析技术的作用

眼主动健康大数据分析技术的兴起是眼科领域发展的一个重要转折点。随着数字化时代的到来，眼科医疗方面积累了大量的数据，包括视力数据、眼部医学影像、基因信息和临床研究结果等。这些数据的激增，加上信息技术、云计算和人工智能的进步，使得处理和分析大规模复杂数据成为可能，同时也推动了眼科医疗的创新发展。这一技术进步深刻地影响了传统眼科医疗模式，使医疗决策从依赖医生的经验转向基于数据分析的科学方法，显著提高了诊断和治疗的精确度和效率，推动了个性化眼科治疗逐渐成为传统眼科治疗的重要补充。

（二）眼主动健康大数据分析技术的应用

1. 可进行疾病的早期诊断和风险评估

大数据分析技术在眼健康领域的应用，尤其是在眼病的早期诊断和风险评估方面十分重要。对电子健康记录、遗传信息、生活方式数据、高精度的眼部影像资料等的分析，不仅能够提示医生或个体注意眼病的早期症状，还能够评估个体对特定眼病的易感性，为早期诊断和制订个性化预防计划提供科学依据。

以视网膜图像分析为例，研究人员利用先进的图像识别技术，可以从成千上万的视网膜扫描图像中识别出糖尿病视网膜病变等疾病的早期征象。这种技术的应用使医生能够在疾病还未对视力造成明显影响之前进行干预，极大地提高了治疗的成功率。

此外，大数据还能够通过分析个体的遗传信息来评估其患某些遗传性眼病的风险。遗传风险评估能够帮助医生对眼病高风险群体进行针对性的监测和制订预防计划，从而有效降低眼病的发病率。

2. 可制订个性化治疗方案

大数据分析技术在眼健康领域的另一项重要应用是制订个性化治疗方案。该技术通过对患者的详细健康数据进行深入分析，使医生能够为每位患者制订更加精准和有效的治疗计划，从而显著提高治疗效果和患者满意度。

个性化治疗方案的制订基于对大数据的分析，包括个体的遗传信息、生活习惯、既往疾病史，以及对不同治疗方法的反应情况，为医生确定治疗方法、选择药物、调整药物剂量等提供依据。

例如，在治疗青光眼时，大数据分析技术可以帮助医生识别哪些个体更有可能从某种特定的降眼压药物中受益，或者哪些个体对激光治疗有更好的反应。同样，在管理年龄相关性黄斑变性患者时，通过分析遗传标志物和生活方式的数据，医生可以更准确地预测哪些患者在抗 VEGF 治疗中能获益。

此外，大数据还能够在治疗过程中提供实时反馈。通过持续监测患者的视力变化、药物不良反应和整体健康状况，医生可以根据实时数据调整治疗方案，以确保治疗的最佳效果和患者的安全。例如，如果数据显示患者对某种药物产生了不良反应，医生可以迅速调整药物剂量或更换治疗方案，以避免进一步的健康风险。

3. 可制定流行病学研究和公共卫生政策

通过分析庞大的数据，研究人员和政策制定者能够更深入地了解眼病的分布情况、影响因素及干预措施的效果等，从而做出正确的决策。

在流行病学研究方面，大数据分析技术使得研究人员能够从广泛的数据来源中收集重要信息，包括电子健康记录、医疗保险数据，以及与生活方式相关的数据。这些数据有助于综合分析特定眼病的流行趋势、地理分布，以及眼病与遗传、环境和社会经济因素之间的关联。例如，通过分析不同地区人群的视网膜疾病发病率，研究人员可以识别出可能的环境风险因素，如光污染或特定职业暴露等，进而有针对性地提出预防措施。

在公共卫生政策制定方面，大数据的应用提供了制定更有效政策的基础。通过分析大规模的健康数据，政策制定者能够评估不同公共卫生干预措施的效果，如视力筛查计划、健康教育项目、针对特定人群的眼健康促进活动等。此外，大数据还能帮助提出优化资源分配的建议，确保有限的医疗资源能够更加有效地用于高风险人群或疾病高发区域。例如，如果数据分析显示某一地区青光眼的发病率显著偏高，政策制定者可以针对该地区增设青光眼筛查点，提高居民的疾病预防意识，从而降低该地区该病的整体发病率。

大数据还能够帮助公共卫生人员设计更为有效的预防策略和健康促进活动。根据分析数据发现的疾病风险因素，可以开发具有针对性的教育材料和健康促进计划，以改变公众的健康行为，减少眼病的发生。同时，持续监测这些干预措施的影响，并不断调整和优化，以确保公共卫生政策的有效性和适应性。

4. 可远程监测和自我管理

利用智能设备（如智能手机、可穿戴设备、智能眼镜等）收集个体的视力数据、眼压测量结果、视疲劳指标等信息，并通过互联网实时传输给医疗服务提供者。例如，对于青光眼患者，远程监测设备可以每天测量并记录眼压数据，这些数据随后被发送给眼科医生进行分析，以便医生及时调整治疗方案。

通过智能设备收集的健康数据不仅可以同步给医疗服务提供者，还可以通过专门设计的应用程序为个体提供实时反馈。这些应用程序能够根据患者的健康数据为患者提供个性化的健康建议，如提醒患者按时用药、进行眼部锻炼或调整生活习惯等。此外，这些应用程序还可以为患者提供一个平台，让他们能够轻松地记录自己症状的变化，并与医疗服务提供者进行沟通。

例如，对于患有干眼症的个体，智能设备可以根据环境湿度和个人的视疲劳程度，提醒其适时使用人工泪液或进行眼部放松练习。同时，智能设备还能记录个体对治疗的反应，帮助医生评估治疗效果，并根据需要调整治疗计划。

远程监测和自我管理相结合，不仅为个体提供了更加灵活和主动的健康管理途径，也使医疗服务更加高效和个性化。随着大数据和智能设备技术的不断发展，这一模式将为眼健康管理带来更多创新性的解决方案。

三、眼主动健康相关数字应用

在当今快速发展的数字时代，数字健康应用程序已成为主动健康管理的关键工具。这些应用程序可提供即时的健康信息和跟踪功能，显著增强了个人对自身健康状况的了解和掌控能力。它们不仅是信息的传递和记录工具，更是全面且实用的健康伙伴，能通过智能技术和个性化数据分析，帮助用户制订并监督其执行健康计划。智能手机和可穿戴设备的普及，使这些应用程序变得触手可及，能够追踪和记录日常活动（如步数、心率、睡眠质量等），并提供关于饮食、运动和心理健康的建议。这种即时反馈和持续健康监测对培养健康的生活习惯至关重要。此外，数字健康应用程序通过分析个人健康数据，提供个性化建议，能更好地满足个体的健康需求。这些应用在提高健康意识、增强自我管理能力和改善生活质量方面发挥着重要作用，不仅让用户能够更加主动地参与健康管理，还为医疗保健提供者提供了有价值的数据支持。因此，数字健康应用程序在现代健康管理中扮演着不可或缺的角色，不仅促进个人健康的积极管理，也为整个医疗保健系统的效率和效果提供了支持。

四、综合眼主动健康服务云平台

在现代眼健康管理中，综合眼主动健康服务云平台的应用成为革命性的进展。这种基于云计算技术构建的平台，不仅能够整合、存储和处理眼健康相关数据，还成为个体与眼科医生沟通和数据共享的重要工具。其核心目标是提供一个集中的、易于访问的系统，用于管理个人的视力信息、眼科医疗记录和眼健康服务。

综合眼主动健康服务云平台的核心作用在于其能收集和分析来自多种源头的眼健康数据，从而提供一个全面的个体眼健康概况。这些数据包括电子健康记录、眼部医学影像、视力检查结果和基因测序数据及眼球运动频率等。此外，综合眼主动健康服务云平台还特别重视整合非医疗信息，如个体的屏幕使用习惯、日照暴露情况、睡眠质量及心理健康状况等，为个体提供更为全面和精准的眼健康服务和建议。

综合眼主动健康服务云平台的强大整合能力还体现在其跨界连接性上。除了整合眼科保健系统内部的数据，该平台还能够连接第三方健康保障机构、眼健康管理公司、光学中心等眼健康服务提供者。这种广泛的信息整合不仅为个体提供了一个全面的眼健康管理平台，还促进了不同健康服务提供者之间的协同工作，形成了一个互联互通的眼健康服务系统。

此外，综合眼主动健康服务云平台还能为个体提供健康教育资源和促进健康生活方式方面的帮助。例如，WebMD 网站和"好大夫在线"平台都通过丰富的健康信息和互动工具来提高公众的健康（包括眼健康）意识，鼓励公众采取积极的生活方式。该平台不仅提供关于疾病预防和健康饮食的信息，还设有互动工具

（如症状检查器等）和社区论坛，以促进公众健康信息交流和个人经验分享，从而形成良好的健康学习环境。

综合眼主动健康服务云平台是实现高效、个性化和眼主动健康管理的重要工具。它主要分为以下 3 种类型。

1. 主动健康信息云平台

以"3+1+2"主动健康信息云平台为例，这一平台在广西医学科学院·广西壮族自治区人民医院的推动下，已经在眼健康管理、医疗资源调配、系统流程优化等方面取得了初步成效，并开始在广西区域内积极推广。该平台整合了智慧医疗"产、学、研、用、管"全链条的数据资源，并融合了区块链、大数据、人工智能、云计算、物联网等新一代信息技术。这些技术能对个体的健康状态进行动态辨识、健康风险评估和健康自主管理，构建了以主动健康科技为支撑的眼健康服务体系，特别是体检、门诊和住院数据的共享，极大地提高了眼健康服务的连续性、效率和个性化水平。例如，允许眼科医生获取个体完整的视力和眼健康史，从而做出更精确的评估、诊断，制订个性化的治疗计划。这种数据整合还有助于进行预防性眼健康管理和早期干预，优化资源配置，提高个体的参与度，推动眼科服务向更高效、以患者为中心的方向发展。

2. 近视防控平台

目前，近视防控平台每年对近视儿童、青少年的数据进行分析，训练人工智能算法，用以预测个体未来是否会发展为高度近视。近视防控平台运用大数据和人工智能为个体提供了高准确性的高度近视临床预测模型，将高度近视的早期识别及诊断提前了近 8 年，对提前做好高度近视的预防与筛查、减少高度近视的远期并发症，以及个体近视的精准防控具有重要意义。同时，近视防控平台还可以对影响近视形成的因素（如是否佩戴框架眼镜、室内活动时间、户外活动时间、眼轴和角膜曲率、饮食及行为习惯等）进行分析研究，为儿童、青少年提供了一种新型的近视预测模型。一些近视防控平台还利用机器学习模型研究眼轴增长量与等效球镜度增长量的对应关系，结果显示，眼轴每增长 1 mm，所需的时间跨度越大，对应的近视增长度数越小。这些平台据此给出了预测模型，方便眼科医生及视光师通过眼轴增长量来判断儿童、青少年近视变化情况。

近视防控平台以孩子个人视力档案为主体，与校园视力普查模式、检测点自检模式等数据相结合，形成校园普查、检测点自检和家庭自测整合的高频、多维视力健康档案，可以统计出学校或区域的近视情况，相对精准地预测视力发展趋势，尽早进行近视防控干预。近视防控平台还会对视力健康人群附绿色码，对近视临界人群附橙色码，对近视人群附红色码，并对视力异常的儿童、青少年及时进行诊疗和随访；分析儿童、青少年的近视情况，并提出建议，指导其就医等；还可对重点人群加大监测频率，这对儿童、青少年的视力健康具有非常大的帮助。

在家长的帮助与监督下，通过家用电子视力表和近视防控平台家长客户端进行规范且高频率的自主视力监测，并上传资料信息，便可方便、快捷地跟踪视力情况；同时，结合相应的医学资源，提早预警近视的发生，并对所采取的干预措施和医疗措施进行跟踪。家长还可通过小程序创建儿童、青少年的视力档案，儿童、青少年可以通过语音或手势轻松地在家中完成视力检测，并可将检测数据上传至近视防控平台，以便该平台收集更全面的视力数据。

3. 眼病综合服务平台

眼病综合服务平台可以收集各种角膜病变图片，并基于大数据、人工智能对角膜病和眼底病变进行诊疗，以此训练人工智能对角膜病和视网膜影像进行自动诊断和分类，同时在影像上对病变部位（如视盘、视网膜萎缩、视网膜脱离等）进行标注。人工智能还可对眼底影像中的生理和病理结构进行自动化分割和数据分析，完成对视盘周边病灶的自动化检测，并测定病灶范围。

总之，这些综合健康服务平台通过提供教育资源和互动工具，不仅增强了公众的健康意识，而且在普及健康生活方式方面发挥了重要作用。

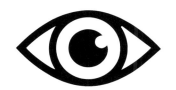

第五章
眼主动健康科普

眼主动健康科普旨在通过信息传递和知识普及，使公众掌握科学的眼健康知识，进而积极采取眼病预防措施。从宏观角度，眼主动健康科普通过系统性的科普活动，影响眼健康相关政策制定、资源分配和健康教育等，最终提高社会整体眼健康水平。眼主动健康科普不仅是教育公众的桥梁，还是推动公众从被动治疗向主动预防转变的核心驱动力，为社会建立了一个以预防为主、以综合管理为导向的眼健康系统。

第一节　眼主动健康科普的重要性

眼主动健康科普的重要性在于其能够将复杂的眼健康（如视力保护）知识转化为公众易于理解的信息，从而提高公众的眼主动健康意识，促使公众采取维护眼健康的措施。在现代社会，信息的泛滥常常导致眼健康信息的不准确，准确的眼健康科普不仅能帮助公众了解正确的眼病知识和视力问题，还能引导他们采取有效的预防措施（如适当调整用眼时间、选择合适的照明强度、进行定期的眼部检查等）来维护眼健康。

眼主动健康科普能帮助公众了解日常生活中潜在的眼健康危害（如蓝光对眼睛的影响等），并提供有效的预防措施，还有助于公众识别需要专业医疗干预的眼健康状况。此外，随着互联网和社交媒体的普及，公众获取健康信息的渠道呈现多样化，但信息的准确性却堪忧，而有效的眼健康科普能够纠正错误的视力保健观念，减少错误信息导致的眼健康问题。

综上所述，眼主动健康科普通过赋能教育，促使公众在维持和提升视力健康方面做出更明智和主动的选择，这不仅提升了个人的生活质量，还有助于减轻医疗系统的负担，促进整个社会眼健康的发展。

第二节　眼主动健康科普的内容

一、眼主动健康科普内容的来源

（一）科学研究成果

在创作眼主动健康科普内容时，应充分利用科学研究成果的准确性和权威性。这些研究成果包括眼病新疗法的临床试验、视力健康的流行病学发现、眼科医学新技术的开发等。以下是获取这些科学研究成果的主要渠道，专门适用于眼健康领域。

1. 医学期刊网站

许多专门的眼科医学期刊，如《眼科学报》和《美国眼科学杂志》，都设有在线平台，通过这些医学期刊网站可获取最新的研究文章及有关前沿眼病的治疗技术和预防措施等信息。

2. 利用学术数据库

使用如 PubMed、Web of Science、知网、万方等数据库搜寻与眼健康相关的科学文献。这些数据库提供了广泛的医学和科学文献，并具有关键词搜索和高级检索功能，有助于找到最具影响力的眼科研究成果。

3. 订阅学术期刊

订阅相关的医学期刊可以定期接收眼健康领域最新的研究文章和综述。

4. 利用公共资源

一些公共图书馆或教育机构可能订阅了相关学术期刊，免费或低成本地提供给公众获取相关知识的渠道。

5. 参加学术会议和研讨会

眼科相关的学术会议和研讨会常常介绍最前沿的研究和技术进展，参与这些活动可获取最新的眼科相关信息。

6. 社交媒体和专业网络

获取研究人员和学术机构在社交媒体上分享的最新研究成果。

（二）临床实践经验

（1）临床医生和其他眼科医疗人员的实践经验为眼主动健康科普内容提供了宝贵的意见。这些经验通常通过医学会议、研讨班或教育课程分享，为公众和同行提供关于最新的眼科治疗技术和临床案例的详细讲解。例如，眼科医生通过中国医师协会和各地医学院校举办的公开讲座和研讨会，学习和讨论先进的视力矫正技术、慢性眼病的管理及预防眼病的最新方法。

（2）在线医疗咨询平台为眼科医生提供了一个便捷的途径，能直接与公众交流最新的临床实践经验和提供维护眼健康的建议。这些平台允许眼科医生分享他们在治疗特定眼病过程中的见解和经验，从而帮助公众获取关于日常眼部护理和预防眼病的实用信息。

（3）国际平台提供了丰富的眼健康信息，这些内容经眼科医疗专家审核，确保了信息的准确性和可靠性。国际平台常更新有关眼健康的最新医学研究成果，帮助全球用户了解当前的眼科医疗的发展情况。

（三）公共卫生数据和政策

公共卫生数据和政策是眼主动健康科普内容中不可或缺的信息来源。政府和公共卫生机构发布的健康数据及政策为公众提供了宝贵的眼健康信息资源。例如，国家卫生健康委员会网站和其他政府官方平台发布的关于视力健康状况、眼病流行趋势及预防策略的统计数据，为科普内容创作者提供了可靠的信息基础。

在国际层面，世界卫生组织的官方网站是获取全球眼健康数据和政策的重要渠道。世界卫生组织提供的信息不仅包括全球视力问题的流行病学数据，还包括关于预防眼病的最佳实践和政策指导。这些信息有助于了解全球眼健康挑战及其解决策略（尤其是在处理视网膜病变、青光眼等常见眼病方面）。

虽然从官方和权威机构获取的相关公共卫生数据和政策确保了信息的准确性和可靠性，但是对这些内容的解读和应用往往需要专业的医学知识。因此，在创作眼主动健康科普内容时，作者需要具备一定的医学专业背景，或经眼科医生和公共卫生专家审核，以确保科普信息的科学性和实用性，帮助公众更好地了解眼病的预防和治疗方法，提高公众的眼健康意识，从而提高整个社会的眼健康水平。

（四）健康趋势和热点话题

在眼主动健康科普内容的创作中，关注健康趋势和热点话题至关重要。这些话题通常涉及最新的眼健康研究、创新治疗技术、预防策略，以及与眼健康相关的公众关注事件，经常通过主流媒体（如央视新闻、新华社及专业健康网站等）传播，为公众提供及时且权威的眼健康信息，帮助他们了解当前的健康动态。

此外，在线健康博客和视频平台（如优酷和爱奇艺的健康频道）也是获取眼健康信息的重要渠道。这些平台提供了形式多样的内容，包括关于如何保护眼健康的访谈、专家点评和实地报道，使公众能够通过视频了解和学习最新的眼健康信息。

利用这些媒体资源，眼主动健康科普创作者可以挖掘并关注热点话题（如蓝光对眼睛的影响、儿童近视防控新策略、老年人眼病预防等）。结合专业知识和最新科学研究，科普创作者能够对这些话题进行深入解析，创作出既有趣又富有教育意义的内容，有效提升公众的眼健康意识和保护视力的行动能力。

二、眼主动健康科普内容的要求

（一）内容的准确性

确保眼主动健康科普内容的准确性对维护公众信任和传播科学知识十分重要。准确的科普内容有助于公众做出明智的视力保护和眼健康方面的决策，从而预防眼病，提高生活质量。错误的信息不仅可能导致视力健康风险，还可能削弱公众对眼科医学和科学机构的信任。因此，作为眼主动健康科普内容的创作者，应严格核查信息来源，正确解读科学数据，提供经过验证、最新的眼科医学知识，这是眼主动健康科普内容创作者的重要责任。通过以下方法，健康科普内容才能达到既准确又有教育意义的标准，从而有效地服务于公众的健康需求。

1. 依托权威机构的官方发布

如知名和权威的医学期刊、官方健康机构（如世界卫生组织、国家卫生部门、医院和医学相关大学的官方发布），这些信息是经过专业审核和验证的。同时，避免使用未经验证的网络资源或非专业的个人博客作为信息来源，以防误导读者。

2. 深入理解医学研究的相关内容

当引用特定的医学研究内容时，应确保理解其研究的方法、样本量、结论及任何潜在的局限性，以确保科普内容的准确性和科学性。

3. 不应仅依赖单一的信息来源

对于特定的健康主题，应查找多个权威的来源，以确保信息是被广泛接受和经过验证的。多角度、多来源的信息比对可以提高内容的全面性和可靠性。

4. 定期检查和更新信息

医学和健康领域是不断进步和更新的，因此定期检查和更新信息是必要的，这样可以确保内容反映的是最新的研究和指导方针。这种持续的更新不仅可以保持内容的时效性，也提升了其实用价值。

5. 专家审核

专家审核是确保信息准确性的重要步骤。如果可能，应请相关领域的专家或医生审核眼健康科普内容，他们的专业意见可以进一步确保信息的准确性和适当性，增加科普内容的权威性和可信度。

（二）了解目标受众

通过了解并定位眼健康科普内容的受众，从而创作出更加贴合他们的需求和喜好的内容，不仅可以提高眼健康科普内容的吸引力和影响力，还可以更有效地确保信息以最有效的方式传达给受众。

1. 确定受众特征

识别目标受众（如儿童、老年人、上班族、视力障碍人士等），因为不同群体面临的眼健康问题可能有所不同。例如，青少年可能更关注如何预防近视，而老年人可能更关注白内障和年龄相关性黄斑变性的预防。

2. 研究受众的健康知识水平

了解受众当前的知识水平，有助于眼主动健康科普内容创作者确定写作内容，如是否需要对专业概念和术语进行解释（如近视、远视和散光的区别，青光眼和白内障的早期信号等）。

3. 了解受众的兴趣和需求

调查眼主动健康科普内容受众关心哪些健康话题，有哪些常见的健康问题，以及他们通常从哪些渠道获取健康信息。例如，通过实地调查、网络社交媒体互动等手段了解受众关注的眼健康问题，包括如何健康使用电子设备以避免视疲劳，以及日常如何进行眼部锻炼等。

4. 考虑文化背景和社会因素

考虑文化背景和社会因素对健康观念的影响，眼主动健康科普内容创作者应有针对性地调整科普内容，以便更好地与特定受众群体沟通。例如，部分人群可能喜欢中医文化，那么可以在科普内容中适当地引用与中医相关的理论知识。

5. 使用适当的语言和风格

在创作眼主动健康科普内容时，选择适合受众的语言和风格十分必要，同时可运用多媒体工具（如图表、视频、动画和图形等），这能极大地提升信息的传达效果。例如，针对年轻受众，可采用活泼、轻松、多图像和动画的内容形式，以更好地吸引他们的注意力，使复杂的眼健康知识变得易于理解和有趣；针对医学专业人员，使用详细的数据和研究结果，以更加严谨和数据驱动的方式呈现信息，可能更能满足他们对准确性和深度的需求。无论是通过生动的视觉形式呈现，还是通过翔实的数据分析呈现，只要区分好受众群体，眼主动健康科普内容都能够有效地达到教育和引导公众的目的，进而促进公众对眼健康重要性的认识，激发其做出积极的健康行为的意愿。

（三）简化复杂概念

在创作眼主动健康科普内容时，将复杂的医学概念转化为公众易于理解的信息十分必要，这不仅能够帮助公众更好地掌握眼健康知识，还能促使他们采取有效的预防和护理措施。为了实现这一目标，眼主动健康科普内容创作者可以采取一系列措施，确保内容既准确又吸引人。

运用比喻和类比手法是简化复杂概念的方法之一。例如，将眼睛比作相机，可以帮助人们直观地理解眼睛如何接收和处理光线，以及视力问题是如何发生的。此外，还可利用图形和可视化工具来展示信息，如使用插图来解释紫外线如何影响眼睛，或通过步骤图展示正确的隐形眼镜护理方法。这些直观的展示方式能够显著提高信息的可理解性和吸引力。

简化语言是传递复杂概念的关键，应避免使用过多的专业术语，转而采用更通俗易懂的表达方式。例如，讲述干眼症时，可以将其描述为"眼睛的自然润滑不足，导致的不适和视力问题"，并提供一些日常活动中可能引起此状况的实际例子（如长时间使用电子设备等）。这种方式不仅让科普内容更加贴近日常生活，也使得预防措施看起来更加实际可行。

在简化复杂概念的同时，应保持内容的准确性，必须确保不丢失关键的科学依据和实际意义。例如，在讨论蓝光对眼睛的影响时，应清晰地传达科学共识和研究限制，避免过度简化导致的误解。

（四）关注时效性和相关性

在创作眼主动健康科普内容时，关注信息的时效性和相关性至关重要。随着医学研究的进展和公众健康意识的提高，某些眼病或视力问题可能会成为讨论的焦点。例如，随着电子设备使用时间的增加，近视和蓝光对眼睛的影响成了人们普遍关注的问题。科普内容可以介绍如何通过让眼睛定时休息、使用抗蓝光眼镜等措施来减轻这些问题的影响。同时，随着科技的发展，新兴的治疗方法（如激光视力矫正手术）逐渐受到人们的关注。提供最新的研究结果和治疗方法，帮助公众了解这些研究结果和治疗方法的利弊，是眼主动健康科普内容不可或缺的一部分。

此外，全球性健康事件也可能影响公众对特定健康信息的需求。例如，在新冠疫情防控期间，长时间佩戴口罩可能导致眼镜起雾，影响视力或增加眼部不适。科普内容可以提供解决这些实际问题的建议，如选择合适的口罩、使用防雾剂等，以提高公众的生活质量。同时，季节性眼病的发生往往与特定的季节变化紧密相关，公众对此类信息的需求也会随季节变化而变化。例如，在春天花粉季节，很多人可能会关心如何预防和缓解与花粉过敏相关的眼病（如过敏性结膜炎等），那么科普就可以将提供具体的防护措施作为内容，如佩戴护目镜或使用抗过敏性眼药水等；夏季，人们可能更关注如何保护眼睛免受紫外线伤害，科普便可以着重介绍如何选择合适的太阳镜和佩戴指南；而在冬季，公众可能更需要了解如何预防干眼症，因为室内供暖可能会加剧眼睛干燥的问题。

（五）互动和反馈

在眼主动健康科普内容中，互动和反馈不仅是提高内容质量的重要途径，也是了解受众需求、提高受众参与度的关键环节。互动性内容可以更直接地吸引受众，使他们在获取信息的同时能够参与内容的讨论。例如，通过设置问题环节、互动式问答或情景模拟等，使受众在了解眼健康知识的同时，对自己的眼健康状况进行初步评估。这种参与式学习更易于激发受众的兴趣，提高他们对信息的吸收效率。

鼓励公众反馈是理解他们需求的有效途径。通过收集公众对科普内容的评论、问题和建议，眼主动健康科普内容创作者可以获得直接的反馈，了解哪些内容是受众感兴趣的，哪些信息需要进一步解释或扩展。例如，在介绍季节性眼病预防措施的内容后，观众的反馈可能表明他们还需要了解如何选择合适的眼部防护产品，或者对特定环境下的眼健康保护措施有更多的疑问。这些反馈可成为眼主动健康科普内容创作者的改进方向或后续科普主题设计的宝贵资源。

此外，通过社交媒体和网络平台的互动功能（如点赞、分享或评论等），可以进一步扩大科普内容的传播范围，促进眼健康知识的普及。这些互动不仅能增加科普内容的可见度，也为受众提供了表达观点、分享个人经验的空间，从而形成一个积极的、互助的眼健康社群。

三、科普眼健康基础知识

掌握眼健康基础知识对公众保护视力和预防眼病至关重要。眼主动健康科普的意义在于帮助公众了解眼部的基本生理和功能知识，从而使公众认识到眼病产生的原因，以及为什么要采取相应的眼健康维护措施。

（一）眼健康的基本科普内容

（1）眼的基本生理功能。科普眼部基本生理和功能的知识可以帮助公众了解人眼的工作原理，如角膜、虹膜、晶状体和视网膜等部位的作用。这些知识可以通过简明易懂的图片或视频向公众传播，帮助他们了解近视、远视和老花眼的形成原因，从而采取防范措施，如正确用眼、及时佩戴合适的眼镜等。

（2）常见眼病及其症状的识别。通过多媒体平台和社区宣传活动科普常见眼病的相关知识（如症状），能够加强公众在眼病早期及时就医的意识，避免眼病进展而导致视力损伤。例如，通过生动的案例和实际症状描述，让公众了解青光眼、干眼症等常见眼疾的初期表现（如青光眼的视野缩小，干眼症的眼睛干涩、疼痛等），以便他们能迅速发现异常并寻求医疗帮助。

（3）眼健康指标。科普眼健康指标，让公众了解定期测试视力、测量眼压及进行视野检查的必要性。在科普过程中，可以通过简单的动画或实例解释这些检查的作用，如视力测试有助于发现视力下降，眼压测量有助于青光眼的早期诊断等。这些科普内容也可以通过健康手册、微信公众号推文等渠道广泛传播，使人们意识到定期进行眼部检查的重要性。

（4）全身健康与眼健康的关联知识。科普全身健康与眼健康的关联知识能够让公众理解维护全身健康对眼睛的好处。例如，通过科普文章或健康讲座，解释良好的饮食习惯、规律的身体活动和慢性病管理如何预防眼病。将这些知识转化为生活中的实际建议（如建议摄入富含维生素的食物、坚持运动、定期体检等），能够让公众更好地理解并实施健康策略，从而维护视力和全身健康。

（二）科普眼健康的行为

眼主动健康行为对眼健康的影响很大，科普相关内容的意义在于帮助公众了解和掌握保护眼睛的具体措施，使公众在日常生活中主动维护视力健康。

1. 改善生活环境

例如，通过科普适当的室内照明、减少强光直射、保持空气湿润、定时开窗通风等方法，帮助公众有效减轻眼睛的负担，预防干眼症。

2. 早期筛查的重要性

科普早期筛查的重要性和预防策略可以显著提高眼病的早期发现率。向公众普及定期进行眼科检查的重要性，特别是针对高风险群体（如儿童、老年人和有家族病史者），可以促使更多人重视并参与眼科检查。科普内容可以通过宣传手册、社区讲座等形式传播，具体建议成年人每两年做 1 次眼科检查。科普可以帮助公众建立定期检查的习惯，使他们在眼病早期采取有效的干预措施。

3. 眼病预防知识

科普眼病预防知识有助于公众更好地理解和规避眼病的风险。例如，科普紫外线对眼睛的危害及其预防措施，鼓励人们在户外佩戴防紫外线眼镜。对于糖尿病患者，科普内容可以强调控制血糖的重要性，通过案例和易懂的讲解，帮助他们了解血糖管理对视网膜健康的影响。同时，通过健康讲座或宣传视频向公众传达吸烟对眼健康的危害，激励更多人采取戒烟行动。

（三）科普眼健康的相关生活方式

健康的生活方式是维护长期健康的核心，科普健康的生活方式旨在帮助公众了解并采纳有益的日常习惯，从而改善整体健康状况。

1. 健康饮食习惯

通过健康讲座或社交媒体推文向公众传递营养均衡的重要性，特别是强调富含抗氧化剂的食物（如深绿色蔬菜和鱼类等）对眼健康的益处，帮助人们更好地选择有益于眼健康的食物，降低患眼病的风险，同时改善全身健康。

2. 进行适量的体育活动

通过健身活动推广、社区运动项目或在线课程等形式科普适量运动的重要性，可促使人们认识到运动不仅对保持健康体重和降低患心脏病的风险有积极作用，而且对维持眼健康也有积极作用。例如，建议每周进行 150 分钟的中等强度运动。通过科普运动对眼部血液循环的促进作用，帮助公众将定期运动融入日常生活，从而预防青光眼等眼病。

3. 充足的休息和睡眠

通过睡眠健康指南、应用程序提示或社区健康讲座等方式传播，让公众了解高质量睡眠对促进身体恢复、维持情绪稳定、提高认知功能，以及维护眼健康等方面的多重益处。例如，建议个体每晚保持 7 ~ 8 小时的睡眠，从而减少干眼症等眼病的发生。

4. 良好的用眼习惯

通过职场健康指南、学校健康教育或在线科普视频进行科普，让公众认识到好的用眼习惯可以帮助他们在日常生活中采取有效保护视力的措施。例如，通过详细讲解"20-20-20 规则"、正确的阅读和工作姿势，以及屏幕与眼睛的合适距离等，帮助人们减少视疲劳和视力损害的风险。此外，提醒公众定期清洁双手和眼镜、避免用手揉眼以及正确护理隐形眼镜，这些都有助于预防眼部感染。

（四）科普眼健康相关的心理健康和情绪管理知识

心理健康和情绪管理在眼健康中起着重要作用，尤其是在应对与视力相关的压力和情绪波动时。科普相关内容可以帮助公众认识到心理和情绪因素对眼健康的影响，帮助人们更好地管理视力和心理状态、情绪之间的关系。

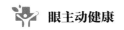

1. 心理健康与眼健康的相互作用

通过心理健康手册、在线讲座或社交媒体推文向公众解释长时间注视屏幕可能引发的视疲劳及其对心理健康的影响（如引发焦虑和抑郁症状），建议公众通过定时休息、眼部放松练习等具体措施减轻心理压力，防止视力问题加重，帮助公众在日常工作及生活中更好地进行眼健康自我管理。

2. 情绪管理技巧

通过健康应用程序、视频教程或社区活动传播相关知识，帮助公众更好地应对与视力相关的情绪波动问题。例如，推广正念冥想和深呼吸练习等技巧，不仅可以放松身体来缓解压力，还能增强个体在长期眼部治疗中的耐受力和情绪稳定性，从而提高个体的心理韧性和情绪管理能力。

3. 培养积极心态

通过案例分享或心理辅导课程，科普积极心态对慢性眼病和视力障碍的应对作用。例如，鼓励公众定期记录感恩日记，以激发在视力康复过程中的积极情绪，进而提升应对困难的心理韧性。

4. 寻求专业心理支持

通过医疗机构宣传、社区健康中心或心理健康热线等科普心理健康服务的重要性（如咨询心理医生或参加专门的心理辅导），帮助公众有效管理与视力下降相关的焦虑和抑郁情绪，从而防止心理问题对眼健康和治疗效果产生负面影响。

（五）科普眼健康自我护理技巧

自我护理技巧对维持眼健康十分重要，可帮助公众掌握必要的技能以维护眼健康，并有能力在紧急情况下采取有效的处理措施。

1. 日常眼部清洁

日常眼部清洁是预防感染和保持眼健康的基础。通过简明的图文指南、视频教程及社交媒体平台的科普，让公众了解如何正确清洁眼睑和睫毛，避免用脏手触摸眼睛，并在睡前彻底卸妆，从而有效降低细菌或病毒感染的风险。

2. 眼部急救技术

通过急救手册、健康讲座或在线急救课程，科普异物进入眼睛或化学物质进入眼内时的正确处理方法，提高公众在紧急情况下的应对能力，减少眼部损伤。让公众掌握冷敷等方法，能够有效处理轻微的眼部创伤，以缓解不适症状和减轻眼部炎症。

3. 使用眼药水和人工泪液的技巧

通过药店宣传、健康网站等向公众科普如何根据眼科医生的建议选择和使用这些产品，并警示他们在使用后若出现不适，应立即停止使用并向医生咨询，从而帮助公众在日常生活中保护好眼睛，并在紧急情况下采取有效的应对措施，以减少潜在的眼部损伤。

（六）科普眼健康的风险因素

科普眼健康风险因素对预防眼病和维护眼部长期健康十分必要，有助于公众识别可能影响眼健康的不良生活习惯、环境因素、职业健康风险等，并采取有效的预防措施。

1. 不良生活习惯

改变不良生活习惯对眼健康有非常大的益处。例如，通过普及吸烟的危害性，向公众传递戒烟的重要性，不仅能降低患肺癌和心脏病的风险，还能降低患青光眼、白内障和黄斑变性的发病率。此外，通过健康讲座、社交媒体或饮食指南等科普健康饮食的益处，能帮助公众了解摄入富含维生素和矿物质的均衡饮食对眼睛和视网膜健康的重要性。

2. 环境因素

科普环境危害的相关知识，能够帮助公众采取措施保护眼睛免受外界环境的伤害。例如，通过公共卫生宣传、户外广告或社区活动等，科普佩戴防护眼镜可阻挡有害的紫外线并减少灰尘、污染物对眼睛的伤害，鼓励人们在日常生活中保护眼睛。同时，推广使用空气净化器等设备，以减少空气污染对眼睛的刺激。

3. 职业健康风险

职业健康风险的科普对于特定职业群体尤为重要。通过职场健康培训、公司内部健康指南或工作场所海报等，向那些长时间面对电脑屏幕或在有害环境中工作的人群普及相关的眼健康风险知识，并建议他们使用抗蓝光眼镜、调整屏幕亮度及定时让眼睛休息等措施来保护眼睛。对于户外工作的人员，应科普佩戴防护眼镜的必要性，确保他们的眼睛免受物理伤害和紫外线辐射的伤害。

4. 心理压力管理

通过心理健康手册、放松技巧视频或社区活动等，科普心理压力管理的重要性，帮助公众了解心理健康与眼健康之间的关联。通过推广瑜伽、冥想等放松活动，帮助公众缓解心理压力，预防因压力引起的眼部问题。此外，还可以通过分享个人故事等活动传递积极心态，激励公众保持乐观的生活态度，从而促进眼健康。

（七）科普慢性眼病的管理方法

科普慢性眼病的管理方法有助于公众更好地控制慢性眼病，以减少这些疾病对日常生活的影响。

1. 慢性眼病监测

科普慢性眼病监测的重要性对于眼健康来说至关重要。通过健康体检指南、糖尿病教育课程或医院宣传材料等向公众传递定期监测视力变化和眼压等指标的必要性，促使他们更加重视眼部检查，以便早期发现和处理潜在的眼健康问题。

2. 生活方式的调整

通过健康饮食计划、社区健身活动或在线健康教育平台，科普健康生活方式的重要性，帮助公众预防眼病和维护眼健康。例如，向公众宣传富含维生素 A、维生素 C、维生素 E 和锌的健康饮食和适量身体活动对眼睛的益处，并建议他们采取均衡饮食、控制体重和适度锻炼的生活方式，通过健康饮食计划、社区健身活动或在线健康教育平台降低患眼病的风险。

3. 服药管理

通过药物使用指南、医生咨询或患者教育手册等，科普服药管理的重要性。通过向患者解释如何正确使用药物、控制剂量和识别药物不良反应等，帮助他们有效地管理病情，防止病情恶化。

4. 心理支持和自我效能

通过心理健康讲座、支持团体或在线社区等，科普心理支持和自我效能在慢性眼病管理中的重要性，帮助患者更好地应对眼病带来的心理压力。向患者宣传并推广正念冥想、心理辅导或加入支持小组等方法，帮助患者在应对慢性眼病挑战时保持积极的心态，提高治疗效果，改善生活质量。

（八）科普眼健康资源的利用

科普眼健康知识有助于公众更好地利用医疗资源，从而促进眼健康管理。

1. 健康保健服务

了解健康保健服务对眼健康的管理至关重要。通过社区健康手册、医疗机构网站或医生咨询等，让公众认识到家庭医生和眼科医生在维护眼健康中的重要性，以便在突然遭遇眼健康问题时能够及时寻求专业人员的帮助。此外，向公众宣传当地紧急医疗服务的相关知识，以便他们在眼部受伤或其他紧急情况下能迅速获得必要的医疗援助。

2. 社区健康资源

社区健康资源的利用是提高公众眼健康知识水平和预防眼疾的重要途径。鼓励公众积极参与社区提供的免费视力筛查、眼健康研讨会等活动，及时发现潜在的眼健康问题并采取早期治疗措施。这些活动信息可以通过社区公告栏、地方报纸或社交媒体平台传播，以促进公众广泛参与。此外，利用社区健身设施保持身体健康，也可间接维护眼健康。

3. 在线健康信息

在线健康信息可以帮助公众更有效地获取眼健康知识和评估自身眼健康状况。互联网是获取医疗信息的重要途径，但需要向公众强调信息来源的权威性和可靠性。通过医疗机构或专业眼科医生提供的信息平台，公众可以获得关于眼病预防和治疗的准确知识。同时，要提醒公众不要相信未经验证的治疗方法，以免被误导。

4. 健康保险

科普健康保险中关于眼科检查、治疗和药物覆盖范围的相关内容，包括解释保险政策（如是否涵盖青光眼和白内障手术等特定眼病的治疗费用），可以帮助公众了解所购买的保险的权益并充分利用保险服务。

第三节　眼主动健康科普内容的传播

眼健康科普内容的传播在提升公众认知水平和促进科学视力保健行为方面具

有重要意义。科学的传播方式能够帮助公众准确理解与眼病和视力保护相关的医学知识，使其在做出眼健康决策时更具判断力。在当前信息环境中，真实可靠的眼健康科普对破除视力保健领域的谣言尤为关键，而通过多渠道传播专业眼科知识，将有效提升全民视力健康水平。

确保信息的准确性与权威性是眼健康科普工作面临的核心挑战。在信息爆炸的背景下，错误信息的快速传播可能对公众眼健康产生危害。科普工作者需要兼顾现代传播技术的应用与内容质量的把控，这既要求其掌握专业的眼科知识，也需要其具备筛选可靠信息源的专业能力。

未来眼主动健康科普的发展将更加注重跨学科合作和公众参与。多学科融合有助于整合不同领域的专业视角，形成系统化的科普内容。而增强公众参与度不仅能提升科普活动的吸引力，更能培养大众对眼健康科学的兴趣。通过这样的发展方向，眼健康科普将更好地满足社会对专业健康知识的需求。

一、数字媒体平台

数字媒体平台已成为眼健康科普传播的重要渠道，包括社交媒体（如微博、微信等）、专业医学论坛，以及在线教育平台（如网易云课堂、Coursera 等）。这些平台不仅能够广泛覆盖各类受众，还能实现科普内容的实时互动传播，特别适合普及常见眼病的防治知识、日常护眼知识、视力保健方法，以及前沿眼科研究进展。以微博为例，其即时传播特性便于快速发布眼病预防指南和突发公共视觉健康事件预警。但需要注意的是，针对这些平台存在的信息冗余和质量参差不齐的问题，必须建立严格的内容审核机制，确保科普信息的准确性和来源的可靠性。

二、传统媒体与公共演讲

传统媒体在眼健康科普领域仍占据重要地位，电视健康栏目、广播节目、科普读物，以及线下专题讲座等形式持续发挥着不可替代的作用。以央视《健康之路》为代表的电视健康节目，通过权威专家的系统讲解，深入剖析各类眼健康问题，为观众提供专业的健康指导。医疗机构和高校组织的线下科普讲座则通过面对面交流的方式，直接回应公众关切，有效提升科普效果。尽管传统传播方式在时效性和对年轻群体的触达率方面存在局限，但内容的专业深度和权威性始终是其独特的传播优势。

三、社区与教育机构

社区中心、学校、博物馆和科技馆构成了眼健康科普的重要线下阵地。学校通过将眼健康知识融入课程教学和实验活动，帮助学生建立科学的视力保护观念。博物馆和科技馆则借助互动式展陈，让参观者在体验中直观了解眼部构造、视觉原理及护眼方法。这种参与式的科普形式显著提升了公众的学习兴趣和信息留存率。虽然这类场所的覆盖范围受限于地域条件和资源配置，但其在社区层面的科普影响力却尤为突出。

四、手机应用程序

移动健康应用程序（如"平安好医生"和"5+1"App）为数字时代的眼健康科普提供了便捷的渠道。这类应用不仅能让用户随时获取专业的眼健康知识和医疗建议，还提供在线咨询服务，部分应用甚至具备视力自测和疾病初步评估功能。此类应用在开发和使用过程中，必须重视2个关键环节：一是建立严格的内容审核机制以保证科普信息的准确性；二是采用数据加密等安全措施切实保障用户隐私。

五、出版物

传统纸质出版物（如书籍、杂志和科普手册等）因能够提供系统、全面的专业内容，在眼健康知识的传播中具有独特优势。这类纸质出版物通常由眼科专家编写或审定，其内容经过严谨的科学论证，特别适合需要深入了解眼病防治和视力保健知识的公众阅读。尽管纸质媒介的信息更新速度不及数字平台快，但其内容的深度和专业性仍能满足特定读者的学习需求。

六、健康展览和博览会

健康展览和博览会以直观的展示形式和沉浸式体验，为公众提供了独特的科普途径。各地举办的健康主题展会通过实物模型展示和现场操作演示，有效地吸引公众参与互动。这类活动虽然能实现良好的实时交流效果，但是在筹备过程中需要投入较多的组织资源和时间成本。

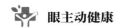

第四节　眼主动健康科普的人员及机构

一、眼主动健康科普人员

（一）医疗人员

眼科医生、护士和其他眼健康专家拥有丰富的专业知识和临床经验，这使他们成为眼健康科普内容的重要生产者。他们不仅在诊所和医院中提供治疗，还通过撰写健康专栏、参与在线论坛和举办教育讲座等方式，向公众提供最新的眼健康信息和实用的预防眼病的建议。这些专业人员所传递的信息能够反映最新的医学研究成果和最佳的临床实践，从而帮助公众了解如何有效地保护视力。

（二）学术研究人员

来自大学和研究机构的学者在眼健康科普领域同样重要。他们的研究不断推动眼科医学的发展，从基础研究到应用技术都在不断地提供新的知识和见解。这些研究成果通常通过科学期刊发表，并通过各种公众渠道（如学术会议和公共讲座等）传播，使复杂的科学发现更容易被广大群众理解和接受。

（三）健康教育者和公共卫生专家

健康教育者和公共卫生专家是科普眼主动健康的关键角色。他们专注于将复杂的眼健康知识转化为公众易于理解的信息，从而提高公众的视力保护意识。这些专家通常在学校、社区中心及卫生组织工作，通过教育项目和相关活动传播重要的视力保护知识。例如，举办有关预防青光眼和其他视力问题的研讨会，制作关于如何健康使用电子产品的小册子，或在社交媒体上发布有关视力健康的交互式内容。

（四）数字内容创作者和媒体专业人士

数字内容创作者和媒体专业人士在眼健康教育中也扮演着重要角色。在媒体平台（如知乎、微博、抖音等）上，健康类内容创作者经常以易于理解的方式分享关于眼健康的专业知识，内容包括日常眼部护理和常见眼病的预防，形式包括短视频和图文帖子。此外，喜马拉雅和蜻蜓 FM 等播客平台上的健康节目通过深入浅出的访谈和讲解，使公众可以在日常通勤或休闲时轻松获得有价值的眼健康信息。

二、科普眼主动健康的机构

（一）政府和公共卫生机构

世界卫生组织及各国的公共卫生部门在眼健康科普中也发挥着关键作用。这些机构不仅提供基于大量科研和流行病学数据的眼健康指导，还制定公共卫生政策和预防措施，并通过组织公共卫生活动和广泛的宣传活动，帮助公众了解重要的眼健康问题，如视力保护、眼病预防策略和儿童视力发育的重要性等。

（二）非营利组织和患者支持团体

非营利性组织和患者支持团体也在眼健康教育中起到了桥梁作用。例如，专注于眼病（如青光眼或黄斑变性等）的患者支持组织，不仅为公众提供眼病相关信息，还举办公益活动和患者教育活动，以提升公众对眼病的认识和理解。这些组织或团体通过提供眼病管理资源和建立在线社区来帮助公众更有效地管理眼健康问题。

参考文献

［1］全国防盲技术指导组.视觉2020:中国眼健康报告［M］.北京:人民卫生出版社,
    2023.

［2］蓝卫忠,杨智宽.青少年近视眼防控需要建立综合防控体系［J］.中华眼视光
    学与视觉科学杂志,2017,19(4):193-197.

［3］郑博,杨卫华,吴茂念,等.基于眼底照相的糖尿病视网膜病变智能辅助诊断技
    术评价体系的建立及应用［J］.中华实验眼科杂志,2019,37(8):674-679.

［4］赵家良.构筑我国防治青光眼的体系［J］.中华眼科杂志,2011,47(2):
    97-100.

［5］陈雪莉,陈君毅,陈宇虹,等.目前我国青光眼防控的着眼点［J］.中华实验
    眼科杂志,2021,39(10):841-844.

［6］刘熙朴.低视力康复:我们面临的挑战［J］.中华眼视光学与视觉科学杂志,
    2013,15(8):449-453.

［7］王陈旻,赖彦亭,曾春燕.浅谈眼健康知识科普宣传［J］.中国保健营养,
    2021,31(7):28-29.

［8］焦卫华.眼健康教育［J］.职业与健康,2002,18(6):157-158.

［9］张明昕,戢玲,张海燕.眼科健康教育的探索［J］.中国健康教育,2003,19(8):
    598.

［10］何佳敏,李红艳,杨创豪,等.中国青少年近视多元主体协同防控研究［J］.
    中国学校卫生,2023,44(1):11-16.

［11］陈有信,冯时,赵清.眼科人工智能研究的相关问题［J］.中华眼底病杂志,
    2022,38(2):89-92.

［12］BURTON M J, RAMKE J, MARQUES A P, et al. The lancet global health
    commission on global eye health: vision beyond 2020［J］. Lancet Glob
    Health, 2021, 9(4): e489-e551.

［13］ASSI L, CHAMSEDDINE F, IBRAHIM P, et al. A global assessment of eye
    health and quality of life: A systematic review of systematic reviews［J］.
    JAMA Ophthalmol, 2021, 139(5): 526-541.

[14] TOATES F M. Accommodation function of the human eye [J] . Physiol Rev, 1972, 52 (4): 828-863.

[15] MCCORMICK I, MACTAGGART I, RESNIKOFF S, et al. Eye health indicators for universal health coverage : Results of a global expert prioritisation process [J] . Br J Ophthalmol. 2022, 106 (7): 893-901.

[16] TAN T F, THIRUNAVUKARASU A J, JIN L, et al. Artificial intelligence and digital health in global eye health : Opportunities and challenges [J] . Lancet Glob Health, 2023, 11 (9): e1432-e1443.

[17] BUCHAN J C, THIEL C L, STEYN A, et al. Addressing the environmental sustainability of eye health-care delivery : A scoping review [J] . Lancet Planet Health, 2022, 6 (6): e524-e534.

[18] ALRYALAT S A, TOUBASI A A, PATNAIK J L, et al. The impact of air pollution and climate change on eye health : A global review [J] . Rev Environ Health, 2022, 39 (2): 291-303.

[19] HUBLEY J, GILBERT C. Eye health promotion and the prevention of blindness in developing countries : Critical issues [J] . Br J Ophthalmol, 2006, 90 (3): 279-284.

[20] FURTADO J M, LANSINGH V C, WINTHROP K L, et al. Training of an ophthalmologist in concepts and practice of community eye health [J] . Indian J Ophthalmol, 2012, 60 (5): 365-367.

[21] MUN J G, LEGETTE L L, IKONTE C J, et al. Choline and DHA in maternal and infant nutrition: Synergistic implications in brain and eye health[J]. Nutrients, 2019, 11 (5): 1125.

[22] NWAGBO U, BERNSTEIN P S. Understanding the roles of very-long-chain polyunsaturated fatty acids (VLC-PUFAs) in eye health [J] . Nutrients, 2023, 15 (14): 3096.

[23] ONG S R, CROWSTON J G, LOPRINZI P D, et al. Physical activity, visual impairment, and eye disease [J] . Eye (Lond), 2018, 32 (8): 1296-1303.

[24] NAVARRO-LOPEZ S, MOYA-RAMÓN M, GALLAR J, et al. Effects of physical activity/exercise on tear film characteristics and dry eye associated symptoms: A literature review [J] . Cont Lens Anterior Eye, 2023, 46 (4): 101854.

[25] KRUK J, KUBASIK-KLADNA K, ABOUL-ENEIN H Y. The role oxidative stress in the pathogenesis of eye diseases : Current status and a dual role of physical activity [J] . Mini Rev Med Chem, 2015, 16 (3): 241-257.

[26] LEM D W, GIERHART D L, DAVEY P G. Can nutrition play a role in ameliorating digital eye strain? [J] . Nutrients, 2022 , 14 (19): 4005.

[27] DEMMIG-ADAMS B, ADAMS R B. Eye nutrition in context : Mechanisms, implementation, and future directions [J] . Nutrients, 2013, 5 (7): 2483-2501.

[28] WOLKOFF P, NØJGAARD J K, TROIANO P, et al. Eye complaints in the office environment : Precorneal tear film integrity influenced by eye blinking efficiency [J] . Occup Environ Med, 2005, 62 (1): 4-12.

[29] CEJKOVÁ J, STÍPEK S, CRKOVSKÁ J, et al. UV Rays, the prooxidant/ antioxidant imbalance in the cornea and oxidative eye damage [J] . Physiol Res, 2004, 53 (1): 1-10.

[30] KAMØY B, MAGNO M, NØLAND S T, et al. Video display terminal use and dry eye : Preventive measures and future perspectives [J] . Acta Ophthalmol, 2022, 100 (7): 723-739.

[31] LEE S S Y, NILAGIRI V K, MACKEY D A. Sleep and eye disease: A review [J] . Clin Exp Ophthalmol, 2022, 50 (3): 334-344.

[32] GARCÍA-SÁNCHEZ A, VILLALAÍN I, ASENCIO M, et al. Sleep apnea and eye diseases: Evidence of association and potential pathogenic mechanisms[J]. J Clin Sleep Med, 2022, 8 (1): 265-278.

[33] AYAKI M, TSUBOTA K, KAWASHIMA M, et al. Sleep disorders are a prevalent and serious comorbidity in dry eye [J] . Invest Ophthalmol Vis Sci, 2018, 59 (14): des143-des150.

[34] HAN J H. Artificial intelligence in eye disease : Recent developments, applications, and surveys [J] . Diagnostics (Basel), 2022, 12 (8): 1927.

[35] VILELA M A P, ARRIGO A, PARODI M B, et al. Smartphone eye examination : Artificial intelligence and telemedicine [J] . Telemed J E Health, 2024, 30 (2): 341-353.

[36] RAVICHANDRAN N, TEO Z L, TING D S W. Artificial intelligence enabled smart digital eye wearables [J] . Curr Opin Ophthalmol, 2023, 34 (5): 414-421.

[37] ELAM A R, TSENG V L, COLEMAN A L. Disparities in vision health and eye care: Where do we go from here?[J]. Ophthalmology, 2022, 129 (10): 1077—1078.